ESSAI

SUR UN NOUVEAU MODE

DE DILATATION.

IMPRIMERIE DE DUCESSOIS,
Quai des Augustins, 55.

ESSAI

SUR

UN NOUVEAU MODE

DE DILATATION

PARTICULIÈREMENT APPLIQUÉ

AUX RÉTRÉCISSEMENS DU RECTUM

AVEC

UNE LITHOGRAPHIE REPRÉSENTANT L'APPAREIL
INSTRUMENTAL.

PAR A. COSTALLAT.

Il n'est point de meilleur fondant
qu'une compression méthodique.

DESAULT.

PARIS

LIBRAIRIE DES SCIENCES MÉDICALES,

DE JUST ROUVIER ET E. LE BOUVIER,

RUE DE L'ÉCOLE DE MÉDECINE, 8.

1834.

ERRATA.

Page 54, ligne 22. *Supprimez* d'ivoire.
— 56, — 27. Bourdonnet, *lisez* bourdonnets.
— 62, — 15. Percourir, *lisez* parcourir.
— 74, — 7. Contans, *lisez* constans.
— 227, — 1. Observ. IV, *lisez* observ. VI.

TABLE DES MATIÈRES.

RECUEIL DE FAITS.

Observations des auteurs.

Observations particulières.

FIN DE LA TABLE.

ESSAI

SUR UN NOUVEAU MODE

DE DILATATION.

Il n'est point de meilleur fondant,
qu'une compression méthodique.
DESAULT.

INTRODUCTION.

La dilatation était en usage dans les premiers temps de la médecine. Aucun moyen thérapeutique n'a peut-être autant exercé l'industrie des chirurgiens ; aucun ne paraît plus près de la perfection , et n'a donné naissance à une plus grande variété d'instrumens.

Mais toutes ces applications n'ont pas été heureuses. Trop long-temps, sans doute , le défaut de connaissances suffisantes dans tout ce qui tient aux opérations sanglantes de la chirurgie, a fait recourir à ce moyen, en apparence moins dangereux , dans des cas où il a été beaucoup plus souvent nuisible qu'utile. C'est ainsi qu'on dilatait des plaies qu'on ne savait pas débrider, l'anneau inguinal qu'on n'osait inciser, l'urèthre, chez l'homme et chez la femme, pour l'extraction des calculs vésicaux, au risque de produire des escharres, des fistules, des incontinences d'urine. Les progrès de la médecine opératoire ont heureusement plongé ces pratiques dans l'oubli.

Employée dans le but de rapprocher les parois de la fistule à l'anus et d'en favoriser le recollement, la dilatation a fourni des succès, peu nombreux à la vérité, mais qui prouvent qu'on pourrait quelquefois la substituer à l'incision ou à la ligature.

Ce qui témoigne le plus en sa faveur, ce sont les bons effets qu'on en obtient journellement dans les rétrécissemens de l'urèthre et du rectum; et comme je pense que le traitement de ces maladies est susceptible de modification, je les aurai presque toujours en vue dans les généralités qui vont suivre.

Pour bien faire sentir en quoi le procédé que je propose, diffère de ceux qu'on possède déjà, il est utile de passer rapidement ces derniers en revue. Avant tout, j'indiquerai les conditions que devrait remplir la dilatation pour être aussi utile qu'il est possible. Je crois que ce sont les suivantes :

1° N'exiger aucune violence dans l'introduction des instrumens ;

2° Éviter les frottemens immédiats, les déchirures, les fausses routes, les escharres ;

3° Ne dilater le canal que dans le point affecté ;

(3)

4° Laisser un libre cours aux matières qui le traversent habituellement.

5° Agir, dans l'occasion, d'une manière permanente.

Par action permanente, j'entends celle d'un ressort comprimé qui tend, sans cesse, à reprendre sa première situation ; c'est l'éponge préparée se gonflant dans des parties qui lui cèdent leur humidité, ou bien un gaz comprimé dans une poche dont il ne peut s'échapper. Cette action est durable, continue, permanente en un mot, et tout-à-fait distincte de celle que produisent, dans des parties rétrécies, l'introduction et le séjour de corps étrangers d'un volume invariable, tels que les sondes, les bougies, les canules. Aussi, distinguerai-je les moyens de dilatation en *actifs* et en *passifs*. Cette association du mot *passif* avec le mot *dilatation*, qui emporte par lui-même une idée d'activité, sera peut-être blâmée sous le rapport grammatical ; mais elle est déjà introduite dans la science par Lecat (1),

----

(1) On entend par dilatans, certains corps que la chirurgie introduit dans une division pour l'agrandir, ou la conserver dans un certain état.

Ceux de la première espèce qui augmentent l'écartement, peuvent retenir le nom de dilatans, proprement dits, ou actifs. La seconde espèce de dilatans, ou ceux qui conservent seulement une division dans un certain état d'écartement, peuvent être appelés dilatans, improprement dits, ou passifs, comparés aux premiers qui semblent avoir une espèce d'action en s'élargissant.

(*Prix de l'Ac. roy. de Ch. Paris*, 1775. *Ed. in-*12 *t. I, p.* 187.)

et si ces dénominations ont été abandonnées, ce n'est pas parce qu'elles sont inexactes, quoi qu'en dise Sabatier (1).

Moyens actifs de Dilatation.

Ils sont de deux expèces :

1° Membranes distendues par des gaz.

« Absyrte, vétérinaire grec, employait dans l'hip-
» piatrique une vessie de cochon pour réduire et
» maintenir en place la matrice renversée. Depuis,
» on s'est servi d'un morceau de boyau, pour remé-
» dier à la chute du rectum, pour arrêter les hé-
» morrhagies de cet intestin chez l'homme et pour
» faire des pessaires (2). »

. . . .

« Le sieur Blegny, qui ne manquait pas d'in-
» ventions, voulait qu'on retînt le boyau dans sa place
» avec le jabot d'un coq d'Inde, lequel on soufflait
» pour le faire enfler après qu'on l'avait introduit
» dans l'anus, ce qui empêchait bien que le boyau
» ne descendît ; mais comme il faut ôter cette ma-
» chine et la remettre toutes les fois que le malade
» veut aller à la selle, et que c'est dans de telles occa-
» sions que le boyau retombe, je la crois de peu d'u-
» tilité et très-incommode à s'en servir, d'autant plus
» que les compresses et le bandage font le même
» effet, et ne sont pas si embarrassans (3). »

. . . .

(1) Médecine opér. Paris, 1822, tom. I, pag. 369.
(2) Périlhe, Hist. de la Chir., tom. II.
(3) Dionis, Opérat. de Chir. Paris, 1777, p. 517.

« Il en est même qui veulent qu'on introduise
» dans l'urèthre, à l'aide d'une sonde, un bout de
» boyau de chat vide, et noué par un bout, qu'on
» le remplisse ensuite d'air, afin de le distendre et
» d'agrandir le canal (1). »

Ce sont, sans doute, ces écrits qui ont donné naissance au dilatateur. Voici la description qu'en fait
M. Arnott qui l'a inventé :

« Le dilatateur est un tube formé d'une membrane
» mince, qu'on introduit, pendant qu'il est vide, dans
» la partie rétrécie, à l'aide d'un fil métallique ter-
» miné par une surface arrondie; on le remplit de
» fluide à l'aide d'une seringue, et l'on peut alors
» dilater le rétrécissement avec tous les degrés de
» force ; c'est une véritable presse hydraulique à la-
» quelle il est impossible que les plus forts tissus,
» ou que les fausses membranes qui sont le fruit de
» la maladie, puissent résister. Le dilatateur a envi-
» ron deux pouces de long, et celle de ses extrémi-
» tés qui est tournée du côté de l'opérateur est fixée
» au bec d'une petite sonde, à travers laquelle on
» injecte le liquide qui doit servir à la distension.
» Le tube est formé de rubans de soie très-minces et
» de diverses dimensions, fixés les uns aux autres par
» leurs bords ; il est doublé en boyau de chat ou de
» chien préparé, substance dont l'épaisseur n'excède
» que fort peu celle de la baudruche, mais qui con-
» serve une grande force sous cette épaisseur, et qui
» est parfaitement imperméable. Cette pellicule sert
» encore à recouvrir le tube, afin de lui donner plus

(1) Desault, OEuvres Chirurg., 3me édit. tom. III, p. 271.

» de douceur à la partie externe. L'appareil ainsi dis-
» posé et muni de son fil métallique émoussé, est
» cependant beaucoup moins volumineux que la bou-
» gie qu'il serait nécessaire d'employer pour le même
» cas. Il a donc l'avantage de pouvoir être facile-
» ment introduit, de ne pouvoir déchirer le canal
» en aucune partie, ni de frayer de faux passages ;
» il peut pénétrer à travers un petit orifice et le dila-
» ter ensuite d'une quantité indéterminée; enfin,
» comme il prend de plus en plus de volume à me-
» sure que le rétrécissement s'élargit, une seule ap-
» plication du dilatateur produit souvent ce que l'on
» obtenait à peine par un long traitement et par
» l'emploi de bougies dures; il a guéri en un seul
» jour des malades qui avaient résisté aux autres mo-
» des de traitement pendant un espace de plusieurs
» mois et même de plusieurs années (1). »

On voit que M. Arnott croit pouvoir sans danger,
ramener à son diamètre naturel l'urèthre rétréci ,
en une seule application du dilatateur. Une distension si brusque produira presque toujours la déchirure des tissus que l'expérience a de tout temps mon-
trée comme très-grave.

Ducamp prétendait que l'usage de l'appareil de
M. Arnott était très-borné (dans les rétrécissemens
de l'urèthre) à cause de sa grosseur , qu'il disait être
égale à celle d'une sonde du n° 8. En évitant ce défaut, Ducamp tomba dans un plus grave ; il réduisit

(1) Elémens de Philosophie naturelle, par Neil Arnott, 4me éd.
traduite par M. T. Richard, tom. II, p. 467.

la principale pièce de l'appareil, le tube, à une simple membrane qu'il gonflait avec de l'air. Ce prétendu perfectionnement étendit, sans doute, l'usage du dilatateur à un plus grand nombre de cas ; mais aussi le rendit plus dangereux.

Pour le prouver je rappellerai une loi d'hydrodynamique applicable ici dans toute sa rigueur : *La pression des fluides dans des canaux cylindriques est proportionnelle au diamètre de ces canaux.* Prenant maintenant pour exemple un rétrécissement d'une ligne de diamètre, voyons ce qui s'y passera lorsqu'on le soumettra à l'action du dilatateur. La membrane n'étant plus bornée dans son extensibilité par la tunique de rubans de soie d'Arnott et dont Ducamp ne comprenait pas l'importance, la membrane, dis-je, se développera dans les parties saines situées au-dessus et au-dessous, et acquerra le diamètre naturel à ces parties, c'est-à-dire quatre lignes, avant d'exercer le moindre effort sur le rétrécissement. Si l'on augmente alors la tension, l'effort dilatant sera quatre fois moindre dans le point rétréci qu'au-dessus et au-dessous, en faisant même abstraction de la différence d'élasticité des tissus, qui, dans les parties saines, favorise le développement des surfaces, et qui est nulle ou presque nulle dans le rétrécissement. De-là les ruptures et les hémorrhagies si fréquemment produites par cet instrument. Comment Ducamp ne s'est-il pas aperçu qu'il en faisait lui-même la critique en décrivant le mécanisme suivant lequel ont lieu spontanément *les ruptures derrière l'obstacle* (1)?

(1) Traité des rétentions d'urine, 3me édit. p. 69 et suiv.

Les deux appareils dont je viens de parler ont un défaut commun. Ils n'agissent pas d'une manière permanente, leur effet est presque instantané et ils deviennent inutiles peu d'instans après qu'on les a appliqués. Qu'importe qu'en théorie l'air soit le meilleur de tous les ressorts, si l'impossibilité presque absolue de le contenir dans les appareils dans lesquels on le comprime, empêche d'en faire usage ?

Il était nécessaire que j'entrasse dans ces détails pour qu'on vît bien que le nouveau mode de dilatations est fondé sur un autre principe que le dilatateur.

2° Corps solides susceptibles de se gonfler par l'humidité.

Parmi ces substances, la *corde à boyau* a rendu de grands services, sous forme de bougies fines. Employée en cylindres plus gros, elle serait trop rigide pour être facilement introduite. On fait le même reproche à la *racine de gentiane*, que sa qualité irritante suffirait d'ailleurs pour faire rejeter.

L'usage des *pois*, des *fèves*, des *boules d'orange* et des *racines d'iris*, est presque entièrement borné à l'entretien des fonticules. Maintenant qu'on aura un moyen de porter des corps hygrométriques dans des rétrécissemens situés à une grande distance des orifices naturels, on emploiera de préférence l'*éponge préparée* en petits cylindres de grosseur et d'étendue variables.

Moyens passifs de dilatation.

Les *sondes creuses* ont l'immense avantage de permettre, pendant leur séjour dans l'urèthre, la sortie des urines. On n'a pas encore assez restreint, suivant, moi, l'usage des *sondes rigides en métal*. Les cas ne sont pas très-rares où la ponction de la vessie présenterait plus de chances favorables que le cathétérisme forcé.

Les *sondes flexibles*, soit cylindriques, soit coniques, les *bougies* pleines ou creuses, élastiques, en plomb ou emplastiques, et les *canules*, produisent en général des effets analogues, et offrent les mêmes inconvéniens lorsqu'elles ont une certaine grosseur. C'est sans aucune utilité qu'elles distendent l'entrée du canal et qu'elles tiennent écartées ses parois saines dans une grande étendue. Celles-ci réagissent sur ces corps étrangers, les compriment, s'irritent et s'enflamment souvent, tandis qu'au niveau du rétrécissement, les instrumens dont je viens de parler ne font que traverser un anneau presque inerte, dépourvu de contractilité, et dont la fonte ne s'opère qu'à la longue, par un travail particulier, par une sorte d'absorption ulcéreuse due au contact prolongé de ce rétrécissement avec des corps étrangers de plus en plus volumineux.

Je regrette de n'avoir pas vu employer la *bougie à ventre*. Ducamp qui l'a imaginée paraît la préférer à son *dilatateur*. M. Pasquier la rejette.

Je parlerai des mèches en décrivant *le nouveau mode de dilatation* dont elles font la base.

Idée générale du nouveau mode de dilatation.

Si vous tenez, entre la paume et les doigts d'une main, comme dans un canal étroit, un doigt de gant dont l'ouverture sera maintenue fixe et béante par un moyen quelconque, et que vous enfonciez ensuite dans sa cavité, un corps légèrement conique d'un diamètre moindre, un doigt par exemple, il arrivera que, 1° la main qui tient le doigt de gant ne sera pas déplacée ; 2° sa face palmaire éprouvera une pression de dedans en dehors qui la forcera à s'ouvrir comme si la puissance dilatante était perpendiculaire aux surfaces ; 3° tout le frottement, se passant à la surface interne du doigt de gant, ne pourra, quelle que soit sa violence, produire sur la main dilatée, que la sensation qu'on éprouve lorsqu'on frictionne fortement une de nos parties sans la découvrir et sans déplacer les vêtemens immédiatement appliqués et tendus.

Telle est l'image fidèle du principe dont je poursuis l'application depuis plusieurs années, et à l'aide duquel je crois pouvoir porter, avec sûreté et sans frottement immédiat, une mèche ou tout autre corps dilatant, dans les voies naturelles rétrécies et à de grandes distances des orifices.

Dans les premiers temps, en 1825, je ne pensais qu'aux retrécissemens de l'urèthre ; mais, je ne connaissais pas encore les travaux de Ducamp et de ses devanciers, et les difficultés que je rencontrai dans la construction des instrumens, m'avaient presque fait renoncer à mon entreprise. En 1827, je venais d'être témoin d'une perforation du rectum par les mèches introduites suivant le procédé de Desault, lorsque je lus, dans les *Archives médicales* du mois de janvier, l'histoire de la maladie de Talma. Il ne fut plus douteux pour moi, que le principe que j'avais trouvé, ne fût applicable au moins aux rétrécissemens du rectum. J'eus bientôt construit un appareil, et, un an après, étant interne à l'Hôpital de la Charité, j'en fis publiquement l'essai sur une malade qui me fut confiée par M. Roux; mais ce cas était tellement désespéré, il a été si malheureux, que je n'ai pu me dispenser d'en rapporter les moindres détails (1), autant pour montrer qu'il ne prouve rien contre le nouveau mode de dilatation, que pour éclairer les médecins qui en trouveraient de semblables.

On pense bien qu'après une expérience qui fut alors jugée de la manière la plus défavorable, il ne fallait pas moins qu'une profonde conviction pour oser présenter mon appareil à la Société Hippocratique. Je me contentai, pour le moment, de prendre date. Il eût été difficile alors, il le serait peut-être encore aujourd'hui, de détruire par le simple raisonnement les préventions qu'avaient fait naître mes premiers essais. Il fallait un fait éclatant pour répondre à un fait mal interprété. C'est dans ces circonstances que M. Vidal, mon collègue, me fit obtenir la confiance d'une dame qui se trouvait alors dans l'état où Talma était probablement peu d'années avant sa mort. Les effets du nouveau mode de dilatation furent des plus

(1) Observ., 25me du recueil.

satisfaisans; c'est bien certainement à eux que cette dame doit la vie et la santé dont elle jouit aujourd'hui. D'autres malades ont été traités depuis par moi dans les hôpitaux civils, dans les services de MM. Baffos, Cullerier, Gilbert, Ricord et Rayer, qui ont bien voulu me les confier. Je rapporte exactement tous ces cas et ceux de ma pratique particulière.

Trop de points sont en litige dans les questions que j'ai embrassées : plusieurs des faits qu'il m'a été donné d'observer, les inductions qui m'ont semblé en découler sont trop en contradiction avec d'autres faits déjà connus ou plutôt avec la manière dont on a cru devoir les interpréter, pour que j'aie pu me dispenser de joindre à ce mémoire de nombreuses et longues *pièces justificatives* qu'il aurait été trop difficile de fondre dans le corps de l'ouvrage sans les tronquer. Il n'en serait pas de même plus tard, si la discussion et la critique convertissaient en axiômes quelques-unes de mes propositions et en remplaçaient d'autres par des vérités nouvelles.

Quand mon *Histoire des Rétrécissemens du rectum* n'aurait d'autre résultat que de réunir en un faisceau commun les lumières répandues sur ce sujet par mes devanciers, je croirais n'avoir pas perdu mon temps; car j'aurais épargné de longues et ennuyeuses recherches à ceux qui écriront après moi. Mais peut-être trouvera-t-on que j'ai donné au diagnostic une précision qu'il n'avait pas encore; que les articles *Anatomie pathologique* et *Curabilité* renferment des vues nouvelles, des indications thérapeutiques qui, en excluant des médications inutiles ou même dangereuses, font ressortir l'importance du traitement local.

Dira-t-on que l'arsenal du chirurgien est déjà assez vaste, après même qu'on en a élagué les instrumens inutiles ou faisant double emploi, pour qu'on n'éprouve pas de la répugnance à en admettre de nouveaux? Après le triomphe récent de la lithotritie, aurait-on bonne grâce à regretter encore que les chirurgiens modernes ne se soient pas bornés à la trousse? Voici une objection plus sérieuse : Les hommes de l'art qui ont accueilli mon appareil avec le plus de bienveillance, le trouvent trop compliqué. Il est, à la vérité, composé d'un grand nombre de pièces; mais leur jeu est si simple, et le concours de chacune paraît si nécessaire à l'effet général, qu'après bien des tentatives inutiles, je renonce à l'espoir d'en supprimer une sans danger.

Je passe maintenant à l'*Histoire des Rétrécissemens du rectum*, à la fin de laquelle trouvera naturellement place la description détaillée du nouveau mode de dilatation qui n'a encore été employé que pour ces maladies. Viendront ensuite quelques données sur les applications que je me propose d'en faire à certaines fistules de l'anus, aux rétrécissemens de l'urèthre, du vagin, de l'œsophage et du canal nasal.

Je terminerai ce mémoire par un recueil d'observations à l'appui.

HISTOIRE

DES

RÉTRÉCISSEMENS DU RECTUM.

La meilleure manière d'étudier une maladie peu fréquente, et dont on n'a pas d'exemple vivant sous les yeux, c'est certainement de lire des observations bien faites. Les descriptions générales sont toujours incomplètes, et, chaque fois que j'ai cru en avoir terminé une sur les rétrécissemens du rectum, de nouveaux faits sont venus m'en montrer l'insuffisance. Cependant les nombreuses observations que j'ai empruntées aux auteurs (je n'en rapporte que les plus importantes) et celles que j'ai recueillies dans les hôpitaux ou dans ma pratique particulière, présentent une assez grande diversité de cas pour m'autoriser à les résumer en une monographie suivant le cadre ordinaire, ce qui ne tiendra lieu que jusqu'à un certain point de la lecture du recueil d'observations qui termine ce mémoire, lecture que je me suis efforcé de rendre moins fastidieuse par la suppression de beaucoup de détails.

Définition et division.

Les maladies du rectum qui gênent notablement l'acte de la défécation, et dans lesquelles le calibre des matières est diminué, sont tellement variées qu'il est difficile de les comprendre sous une même dénomination sans s'exposer à les confondre avec d'autres maladies du même organe. Le nom de *Rétrécissement du rectum* convient au plus grand nombre : il est moins vague que plusieurs autres qu'on leur a donnés, tels que *mal de saint Fiacre, proctostenia, stenochoria intestinorum, alvi obstructio, clausura, obstipatio,* et n'a pas comme les mots *cancer, squirre, squirosités ;* l'inconvénient de préjuger la nature d'une lésion qui, le plus souvent, reste indéterminée jusqu'à l'instant fatal. Mais ce serait en détourner le sens que de l'appliquer aux cas de simple contraction spasmodique intermittente du rectum, qui peut donner lieu, pendant plusieurs jours de suite, à une grande étroitesse de cet intestin, ainsi que Duchadoz en rapporte un exemple (1). L'obturation incomplète du rectum par une membrane congénitale (2) ne doit pas non plus porter le nom de *rétrécissement,* qui implique que l'organe a eu antérieurement la capacité et la forme normales.

Après ces distinctions, on peut rapporter tous les autres faits à deux classes principales.

1° Rétrécissemens par altération des parois.

A cette classe, la plus importante des deux, appartiennent les cas très-nombreux d'étroitesse du rectum, dépendant de la tuméfaction, l'épaississement,

(1) Observation, 4me du recueil.
(2) Bulletin des Sciences Médicales, tom. 7 p. 160.

l'induration ou l'ulcération d'une plus ou moins grande étendue du rectum, avec atrophie ou hyper-trophie, avec ou sans dégénération fibreuse, cartila-gineuse, osseuse, squirreuse, cancéreuse ou oedéma-teuse (1), ce sont les rétrécissemens proprement dits.

2° Rétrécissemens par compression extérieure.

Les tumeurs développées dans les organes voisins, telles que les cancers du mésentère (2), de la matrice, des ovaires, les corps fibreux de l'utérus, les engor-gemens de la prostate (3); des corps étrangers tels que des calculs urinaires (4), un pessaire, peuvent comprimer le rectum, diminuer considérablement sa capacité et gêner le passage des matières.

Une différence essentielle existe entre ces deux classes, quant à la nature et au véritable siége de la lésion ; mais elle n'est d'aucun secours dans la prati-que, parce que la grande ressemblance des symptô-mes rend le diagnostic différentiel très-difficile et fait recourir au mêmes moyens thérapeutiques.

Étendue, situation, forme, diamètre et nombre des rétrécissemens.

Le rétrécissement peut occuper une très-petite étendue ou la totalité du rectum. Il est tantôt près

(1) Bayle a vu le rectum rétréci par une sorte d'œdème sans squirre qu'il assimile à l'éléphantiasis des Arabes.

Dict. des Sci. Méd. artic., *Cancer*, *tome 3 p. 609.*

(2) De Proctostenia. Obs. 24.

(3) Ibidem. Obs. 26.

(4) Tulpius. Obs. med. liber III, cap. 2.

de l'anus, tantôt hors de la portée du doigt. Lequel de ces cas est le plus fréquent? M. Raige Delorme dit que c'est le dernier (1). Il a ordinairement la forme d'un anneau ou d'un diaphragme percé à son centre; mais quelquefois il ne consiste qu'en tumeurs du volume de grosses fèves, inégales et saillantes à l'intérieur. Son diamètre extrêmement variable se reconnaît par celui des matières excrétées qui peuvent n'être pas plus grosses qu'une plume, une paille, un fil. On a même observé l'oblitération complète de l'intestin; c'était le cas de Talma.

Ordinairement le rétrécissement est unique. Il n'est cependant pas rare d'en observer deux sur le même individu.

Ages et sexes.

C'est le plus souvent vers la vingtième année que se montrent les premiers symptômes de cette maladie. La femme y est plus sujette que l'homme; mais le rapport de 10 : 1 donné par Desault me paraît beaucoup trop fort.

(1) « Souvent à la suite de péritonites chroniques, les intestins
» sont agglomérés entre eux, leur cavité est rétrécie. Morgagni
» parle dans sa 59ᵐᵉ lettre d'une disposition semblable qui occa-
» siona la mort. Le rétrécissement de l'intestin par dégénération
» cancéreuse, est beaucoup moins rare et a souvent occasioné les
» symptômes du volvulus. Les recueils d'observations contiennent
» un si grand nombre d'exemples de ce genre d'altération, suivis
» d'iléus, qu'il me paraît inutile d'en citer. Il est à remarquer que,
» contrairement à ce qui s'observe principalement pour les cas
» d'étranglement, le siége de l'oblitération du conduit intestinal
» existe plus communément à l'union du colon avec le rectum. »
Raige Delorme. Dict. en 21 vol. art. Volvulus. t. XXI p. 412.

Hauteur des rétrécissemens.

La hauteur des rétrécissemens s'exprime ordinairement par la distance directe qui existe entre l'anus et le point où le rétrécissement commence, sans avoir égard aux courbures de l'intestin, ni à l'allongement dont il est susceptible quand on l'isole des autres parties. C'est dans ce dernier état du rectum que beaucoup de rétrécissemens ont sans doute été décrits, et notamment celui dont M. Bassereau nous a donné l'histoire dans la *Gazette médicale* du 14 mars dernier ; autrement on ne comprendrait pas, même en tenant compte du refoulement qu'on peut faire subir au plancher du bassin, comment, avec l'indicateur (qui a rarement plus de trois pouces de longueur, à partir de sa commissure avec le médius) on a pu *constater l'existence d'un squirre du rectum qui envahissait toute la circonférence et toute l'épaisseur des tuniques de l'intestin et remontait à une hauteur de* QUATRE POUCES ET DEMI *environ dans le petit bassin ;* on se refuserait à croire que ce squirre ait été enlevé en *totalité,* sur le vivant, quoique *le mal s'étendît au tissu cellulaire du côté droit.*

L'extensibilité du rectum isolé est d'autant plus grande que la portion comprise entre le rétrécissement et l'anus est plus saine et réciproquement d'autant moindre que cette même portion est plus indurée ; enfin elle est nulle quand le rectum tout entier est passé à l'état osseux, ainsi que Ruysch en a trouvé un cas (1).

(1) Voyez l'obs. 1re du recueil.

Prédispositions et causes.

De même que pour les autres affections organiques de l'abdomen, on avait admis pour celle-ci comme prédispositions l'abus des purgatifs, des astringens, le vice scrophuleux, les affections cutanées, les fièvres intermittentes, la mélancolie, l'hypocondrie, l'hystérie, etc.

M. Lebœuf attribue un cas de constipation incurable à la vie sédentaire et à la station assise habituelle de la personne qui en était atteinte (1).

Un rétrécissement, situé à sept pouces de l'anus, s'opposait à l'excrétion des matières, à la sortie des gaz, à l'introduction des lavemens, et Marquet, qui rapporte le fait, n'hésite pas à le faire dépendre de la présence, au fond du vagin, d'un pessaire qui y avait été introduit trois mois avant la mort de la malade (2).

Ancelin croyait que : « c'est à la situation de la
» partie supérieure du rectum sur l'angle saillant
» que forme la pointe supérieure du sacrum avec la
» dernière vertèbre lombaire, qu'on doit attribuer
» la production des rétrécissemens de cette partie du
» rectum; la courbure que cet angle fait faire à
» l'intestin rendant les fibres plus susceptibles en
» cet endroit d'être comprimées et de contracter un
» principe d'engorgement » (3).

On trouvera dans le recueil d'observations des

(1) Observ. 11me du recueil.
(2) Observ. 10me du recueil.
(3) Hist. de la Soc. Roy. de Méd. 1780 à 1781, p. 311.

faits auxquels on n'a su assigner d'autre cause que des violences extérieures (1), un effort musculaire (2).

Dans tout cela on ne voit aucun rapport de la cause prétendue à l'effet, on a même souvent pris l'un pour l'autre. Il n'y a probablement que des coïncidences. Quoi de plus hasardé que ces hypothèses nées, la plupart, de l'observation d'un fait unique ou d'un petit nombre de faits ? D'autres conditions semblent devoir être moins étrangères à la production de la maladie dont il s'agit : tels sont, l'inflammation du rectum avec ou sans écoulement, sa chute ou le simple renversement de la muqueuse, certains cas d'hémorrhoïdes , l'irritation entretenue par des oxyures vermiculaires, par des suppositoires de diverse nature ou par la rétention prolongée et volontaire des matières fécales (3), les ulcères, les fissures, les fistules, les pertes de substance occasionnées par des escharres ou des opérations.

Manget et Vasalva citent des cas survenus après l'excision d'hémorrhoïdes, et le rétrécissement qui donna à Wiseman la première idée de l'incision, avait été précédé d'une grave opération de fistule à l'anus.

Deux calculs urinaires déprimaient tellement le rectum qu'ils déterminèrent la formation d'une foule de filamens membraneux, si bien enchevétrés que la cavité de cet intestin se trouva bientôt entièrement oblitérée (4).

(1) Observ. 37ᵐᵉ du recueil.
(2) Observ. 9ᵐᵉ du recueil.
(3) Observ. 33ᵐᵉ du recueil.
(4) Tulpius. Observ. med. , liber III, cap. 2.

L'observation 23ᵉ du recueil nous offre l'histoire remarquable d'un vaste abcès du bassin qui, en se vidant dans le rectum, donna lieu à une telle déformation de cet organe, qu'il s'en suivit tous les symptômes d'une véritable coarctation. J'ai emprunté à Duchadoz un fait analogue suivi de guérison (1).

Plusieurs malades avaient éprouvé des accidens avant, pendant ou peu de temps après l'accouchement.

Dans son excellente dissertation inaugurale soutenue à Montpellier en 1771, Duchadoz déclare qu'on a beaucoup exagéré l'influence de la syphilis dans la production des rétrécissemens (2); cependant plusieurs praticiens recommandables partagent encore l'erreur de Morgagni. On conçoit que la persistance d'un écoulement ou d'ulcères vénériens à l'anus puisse amener, à la longue, une altération profonde du rectum; mais je n'ai jamais rien vu qui me fît présumer que le vice vénérien, déposé dans d'autres parties du corps, pût aller agir ainsi sur le rectum. On sait d'ailleurs aujourd'hui que le traitement mercuriel, conséquence nécessaire de la théorie de Morgagni, ne fait qu'exaspérer le mal.

Quant à la sodomie que quelques praticiens regardent comme une cause constante, Duchadoz n'en fait même pas mention; et cependant les professeurs qui

(1) Observ. 5ᵐᵉ du recueil.

(2) Quamvis hanc ultimam causam (luem veneream) realem esse agnoscamus, eam non ita frequentem ac sensuit vir clarissimus (Morgagnus) credere jubent institutæ post ipsum a pluribus medicis observationes. (*De Proctostenia. Monsp.* 1771.)

lui avaient fourni les matériaux de sa thèse devaient
connaître le passage suivant de Dionis :

« Il y a encore une espèce de fungus malin enra-
» ciné dans le rectum. On entretient un hôpital à
» Rome pour y traiter ceux qui en sont affligés. J'ai
» vu passer ces malheureux à qui on n'épargne ni le
» fer ni le feu, et les cris qu'ils font quand on les
» panse, ne touchent point de pitié ni les chirur-
» giens, ni les assistans, parce que ce mal est une
» suite du commerce infâme qu'ils ont eu avec des
» hommes ; de même que les maux vénériens en
» sont une des caresses qu'on a faites à des femmes
» débauchées, et que ces tumeurs rebelles sont re-
» gardées comme un effet de la justice divine, qui
» punit ceux qui commettent de tels péchés ; mais,
» comme heureusement ces sortes de maux ne sont
» pas communs en France, je n'en parlerai pas da-
» vantage (1).

Les investigations sur ce point d'étiologie présentent des difficultés presque insurmontables. Chacun,
suivant les faits qu'il observe et les aveux qu'il obtient, se forme une opinion plus ou moins probable.
La mienne aujourd'hui, est que, dans la généralité
des cas, il n'y a pas eu sodomie, et que dans le petit
nombre de ceux qu'on doit rapporter à cette cause, la
production du mal a été favorisée par une prédisposi-
tion originelle de l'organe ou par le concours de circonstances telles que des ruptures, des déchirures,
avec hémorrhagie : sans quoi le nombre des rétrécisse-

(1) Cours d'opérations de chirurgie. Paris, 1777, p. 520.

mens du rectum serait beau-coup plus considérable, et non pas hors de toute proportion avec celui des individus qui subissent les égaremens de l'amour masculin.

Après cela, comment ne pas déplorer le mépris affecté par le vulgaire et même par des hommes de l'art pour les malheureux atteints de rétrécissemens du rectum !

L'étiologie des rétrécissemens de la deuxième classe ou *par compression* n'est autre que celle des tumeurs du bassin, et je ne saurais la traiter ici, sans passer les bornes que je me suis prescrites.

Marche et Symptômes.

La maladie commence ordinairement par un sentiment de chaleur, de cuisson, de pesanteur dans le fondement, et des alternatives de dévoiement et de constipation. D'autres fois, ce sont tous les symptômes rationnels des hémorrhoïdes, y compris l'écoulement périodique de sang par l'anus. Il se passe un temps plus ou moins long avant que les progrès du mal s'annoncent par de nouveaux symptômes. Plus tard, il se forme, dans la fosse iliaque gauche, une tumeur sensible au toucher, et quelquefois même à la vue, diminuant ou disparaissant complètement après les selles pour reparaître de nouveau pendant la constipation. La quantité des feces est peu considérable, eu égard au temps nécessaire pour les rendre. Elles peuvent acquérir la consistance de certains calculs. Leur calibre diminue successivement au point de les faire ressembler parfois à de la ficelle. Leur forme est,

suivant les cas, cylindrique, olivaire ou rubannée.
Les lavemens sont difficiles à administrer, et les malades ne peuvent les garder. L'écoulement anal qu'on observe fréquemment a deux sources bien distinctes. Tantôt il est fourni par les parties rétrécies; tantôt il provient d'un point plus élevé de l'intestin, enflammé ou ulcéré. Dans le premier cas, il est toujours continu et quelquefois sanguinolent; dans le second, au contraire, il est intermittent.

L'excrétion des matières, de plus en plus difficile, est accompagnée de ténesmes, de tranchées, de coliques violentes; quelques malades font, pour aller à la selle, des efforts extraordinaires souvent sans résultat, et par cela même très-fréquens; il leur semble que leur fondement se déchire, *qu'on leur tord*, *qu'on leur arrache le boyau*, et la douleur est si atroce que, pour s'y soustraire, ils ne prennent d'alimens qu'autant qu'il en faut pour ne pas mourir de faim. Leurs souffrances presque continuelles aigrissent leur caractère jusqu'à les rendre insupportables à leurs parens; ils maigrissent rapidement; leur appétit se déprave; leur peau devient terreuse : ils finissent par avoir le *facies* des personnes affectées de cancer au dernier degré. Tous les malades, à beaucoup près, n'éprouvent pas cette série de symptômes. Ils n'existent chez plusieurs que passagèrement.

Souvent la menstruation est suspendue, et, si les règles se montrent encore, elles sont peu abondantes; leur approche est annoncée par une plus grande gêne de la défécation. Quelques malades éprouvent alors la sensation d'une tumeur globuleuse lourde et chaude qui leur semble oblitérer le vagin et le rectum.

Dévoiement. Lorsque le dévoiement survient, les coliques cessent, les selles sont plus faciles. Les malades attendent cet accident comme un bienfait, à cause du soulagement qu'il apporte à leurs souffrances ; aussi demandent-ils des purgatifs pour se le procurer. Le dévoiement dure quelquefois pendant toute la maladie, et il est à remarquer que ces cas sont les plus graves, soit qu'ils dépendent d'une profonde altération des parties qui concourent à la formation du rétrécissement, soit qu'il y ait des ulcérations dans l'intestin grêle ou dans le gros intestin. Si le dévoiement est passager, il s'y joint, vers la fin, des ténesmes occasionés par le contact de matières irritantes avec des surfaces déjà ulcérées ou enflammées ; celles-ci s'engorgent de nouveau, et la constipation qui succède n'en est que plus opiniâtre. Elle fait payer cher un soulagement de courte durée.

Constipation. C'est alors que les matières s'accumulent au-dessus du point rétréci, s'y endurcissent par l'absorption des liquides qui entrent dans leur composition, jusqu'à ce que, agissant à la façon des corps étrangers, elles irritent la poche qui les renferme, et lui font sécréter un mucus abondant. Ce mucus dissout une partie des *fèces* et forme ces fusées brûlantes qui échappent involontairement aux malades ; c'est ainsi que les matières parviennent à franchir le rétrécissement au milieu d'horribles coliques.

Lorsqu'il y a deux rétrécissemens, la défécation peut présenter les particularités suivantes : une douleur ressentie subitement à la fosse iliaque ou à la base du sacrum, annonce qu'une crotte s'engage dans le rétrécissement supérieur. Dès ce moment, des ténesmes continuels, un sentiment de *tortillement* forcent le malade à *pousser* de toutes ses forces et malgré lui. La crotte franchit brusquement ce premier obstacle et s'engage aussitôt dans le rétrécissement inférieur, pendant qu'une autre se présente en haut et provoque de nouveaux efforts. Dans ce troisième temps, la première crotte est expulsée au dehors, la seconde descend à sa place, et une troisième vient occuper l'entrée du rétrécissement supérieur. C'est par ce mécanisme que la sortie d'une crotte nécessite l'expulsion de toutes les autres. La malade qui fait le sujet de l'observation n° 37 m'en a offert plusieurs exemples. Cette dame, après une longue constipation, passe souvent deux ou trois jours dans les tourmens que je viens de décrire.

Accidens et complications.

L'accumulation des matières récentes n'est pas celle qui est le plus à craindre. Il peut arriver que les selles, quoiqu'ayant été aussi fréquentes que d'habitude, n'aient pas expulsé tout le résidu de chaque digestion et qu'il se soit ainsi formé un arriéré. Ces matières déposées dans les replis, les culs de sac de la portion dilatée de l'intestin, y séjournent long-tems sans l'irriter. Plus tard elles se putréfient, dégagent des gaz : des coliques, des nausées, une douleur fixe vers la fosse iliaque gauche, et quelquefois vers la droite, le ballonnement du ventre, un frisson général annoncent que le gros intestin est enflammé dans une grande étendue. Le malade fait de vains efforts pour aller à la selle , les forces l'abandonnent , il vomit de la bile et des matières fécales ; une sueur visqueuse, froide, puante couvre son corps. Il a du délire, des vertiges, etc.

Cet état que l'on nomme *iléus , colique de miserere* peut durer plusieurs jours. Il est des malades qui ne l'éprouvent que pendant quelques heures. D'autres ressentent en outre par intervalles une chaleur considérable à la peau, suivie de sueurs très-copieuses , avec frissons intérieurs. Cette fièvre se montre assez régulièrement aux heures de sommeil.

Péritonite. Une perforation produite, soit par les progrès de la maladie , soit par des ulcérations intestinales consécutives à la rétention des matières fécales, soit enfin par la main de l'opérateur, peut amener une péritonite sans remède, à cause de l'épanchement des matières. La péritonite a lieu aussi sans perforation et par simple contiguité. C'était le cas de la première malade, à qui j'ai donné des soins (1). Les symptômes diffèrent peu de ceux de l'iléus, et je pense que beaucoup d'iléus sont accompagnés de péritonite.

Fièvres intermittentes. Trois des malades que j'ai observés ont eu plusieurs accès de fièvre intermittente quotidienne, tierce ou quarte, parfaitement caractérisés, et dont la cause première était évidemment la rétention des matières fécales (2). Une quatrième malade a eu deux accès quotidiens auxquels on n'a pu

____

(1) Voyez obs. 25me du recueil.
(2) Voyez obs. 30me, 55me et 57me du recueil.

assigner d'autre cause qu'une longue exposition au froid entre deux fenêtres opposées et ouvertes.

Corps étrangers. Des corps étrangers d'un très-petit volume, tels que des pépins de fraises ou de groseilles, peuvent, en traversant un rétrécissement, y causer de vives douleurs (1). Un noyau de prune peut s'y arrêter, donner lieu à de graves accidens, et sortir par les efforts du malade, comme j'en cite un exemple (2), ou nécessiter l'emploi des purgatifs pour en déterminer l'expulsion (3).

Ancelin rapporte l'histoire d'une demoiselle de 55 ans, qui mourut d'un rétrécissement dans lequel on trouva la racine d'une dent que la demoiselle avait avalée quelques jours avant sa maladie, et qui, s'y étant présentée par la pointe, s'était arrêtée au passage, trop étroit pour permettre à la partie la plus grosse de s'y engager. La voie avait été ainsi interceptée aux excrémens, même dans l'état de liquidité ou ils étaient, ce qui avait occasionné les accidens et la mort (4).

Fistules. Une complication très-fréquente consiste dans la formation de fistules anales, simples ou multiples, recto-vaginales, recto vésicales et *rectales intérieures*, s'il est permis de nommer ainsi des trajets fistuleux, faisant communiquer le rectum avec une cavité accidentelle, telle que la poche d'un abcès qui se serait vidé dans cet intestin (5).

(1) Voyez obs. 57me du recueil.
(2) Voyez obs. 52me du recueil.
(3) Voyez obs. 17me du recueil.
(4) Voyez obs. 6me du recueil.
(5) Voyez obs. 25me du recueil.

J'ai vu les progrès de la maladie amener soit la constriction permanente de l'anus, par induration (1); soit la destruction ou le simple relâchement des sphincters et par suite l'incontinence des matières (2). Cette dernière infirmité peut aussi être le résultat d'une opération, telle que celle de la fistule à l'anus avec perte de substance (3). On observe aussi plus ou moins fréquemment des condylomes, des rhagades, des végétations, des tubercules muqueux, et plusieurs affections chroniques de la peau de l'anus ou de sa marge; ainsi que l'engorgement ou la dégénération organique du vagin, de l'utérus, de la vessie, de la prostate, des ovaires, etc.

Quelques malades éprouvent au bas de la région sacrée une douleur fixe, qui disparaît au bout de quelques jours ou de quelques semaines, pour se montrer de nouveau, et qui s'exaspère par une pression même légère sur le coxys; je présume qu'elle dépend d'une affection de l'articulation sacro-coxygienne.

Je n'ai vu qu'une seule nécrose du sacrum; encore n'était-elle que de très-peu d'étendue, et peut-être accidentelle. Voici le cas : un employé de la préfecture de la Seine, affecté de rétrécissement, avait cessé depuis long-temps l'usage des mêches, à cause des vives douleurs qui accompagnaient leur introduction par le procédé de Desault, lorsque, peu de temps avant sa mort, il rendit par l'anus une plaque osseuse nécrosée, qui paraissait être la lame antérieure du corps

(1) Voyez obs. 30ᵐᵉ du recueil.
(2) Voyez obs. 26ᵐᵉ du recueil.
(3) Voyez obs. 32ᵐᵉ du recueil.

de la troisième fausse vertèbre sacrée. L'autopsie n'ayant pas été faite, je n'ai pu m'assurer si cette nécrose était le résultat d'une fausse route, ainsi que je le soupçonne.

Anatomie pathologique.

Cherchons maintenant à apprécier ce qui se passe dans le rétrécissement.

Il est présumable que l'altération qui nous occupe a la même marche dans le rectum que dans les autres portions du canal alimentaire; qu'ainsi, c'est le plus souvent par une inflammation chronique d'une portion plus ou moins étendue de la membrane muqueuse qu'elle débute; qu'ensuite, les tissus cellulaires sous-muqueux, inter-musculaire et sous-péritonéal participent successivement à l'engorgement, s'épaississent, s'indurent; qu'enfin, toute l'épaisseur de l'intestin est envahie et se convertit tantôt en un squirre ou cancer, dans lequel on ne retrouve pas toujours la trace des élémens anatomiques primitifs; tantôt en un tissu fibreux, blanc, dur, élastique, entièrement homogène, très-souvent avec atrophie de toute la portion de l'intestin affectée, ayant de la tendance à devenir cartilagineux ou osseux, et passant, en effet, quelquefois à l'un de ces états.

L'immense différence qui existe entre ces deux modes de terminaison semblerait indiquer des différences aussi tranchées dans les périodes antérieures. Ici les faits positifs manquent, les documens tirés des auteurs se rapportant tous à une période assez avancée pour avoir été la cause principale de la mort; mais, à défaut d'autopsies, on peut invoquer les déductions physiologiques.

En thèse générale, les rétrécissemens à surfaces inégales et ulcérées sont accompagnés d'un écoulement continu, quelquefois sanieux, fétide, circonstances qui ne sont qu'accidentelles dans les rétrécissemens annulaires ou diaphragmatiques non ulcérés. Ceux-ci existent ordinairement dans les parties élevées du rectum, dégénèrent rarement en véritables cancers, et permettent d'arriver à un âge avancé. Ils ne sont nullement dangereux par eux-mêmes; ils ne le deviennent qu'en tant qu'ils sont un obstacle mécanique au cours des matières dans le canal intestinal, dont ils troublent les fonctions. Aussi les effets de la dilatation y sont-ils plus durables et constamment suivis du retour de la santé générale pour quelque temps. Ceux-là, au contraire, occupent de préférence les parties moyenne et inférieure du rectum, sont sujets à de plus fréquentes récidives, demandent à être dilatés plus souvent, lorsque les progrès de l'ulcération ne dispensent pas de ce soin, en détruisant l'obstacle, et amènent plus promptement l'instant fatal.

M. Carswel, professeur à l'université de Londres, m'a dit avoir observé deux cas d'après lesquels il penserait que quelques rétrécissemens du rectum succèdent aux cancers du même organe, tendant à la guérison après la chute spontanée d'un fongus et réduits à un ulcère étroit et circulaire.

Ces altérations du rectum sont souvent accompagnées d'adhérences séreuses abdominales plus ou moins fortes, indices de péritonites plus ou moins anciennes; d'une dilatation considérable d'une partie ou de la totalité du colon avec ou sans épaississement de ses tuniques; d'ulcérations, de perforations du même organe.

Diagnostic.

Quelques uns des symptômes que j'ai énumérés suffisent pour faire présumer l'existence d'un rétrécissement du rectum; mais on ne peut en avoir la certitude que par le toucher médiat ou immédiat, c'est-à-dire par l'exploration avec le doigt ou avec une bougie à empreinte, lorsque la maladie est située trop haut. La gracilité des matières, quand elle dure depuis un certain temps, est aussi un excellent caractère. Je le mettrais sur la même ligne que le toucher, si Hevin ne nous avait appris qu'un individu chez qui on ne trouva, après la mort, qu'un rétrécissement du jéjunum, rendait des matières qui semblaient avoir été tirées à la filière (1).

La forme rubannée des matières excrétées ne doit pas être attribuée à une disposition particulière du rétrécissement, car on l'observe dans tous, lorsque les matières ont une consistance médiocre et elle disparaît, aussi toujours, pour devenir cylindrique ou olivaire à mesure que les fèces acquièrent plus de dureté. D'ailleurs, des personnes qui n'ont aucune affection du rectum, rendent quelquefois, dans la même selle, de gros cylindres, puis, vers la fin, des portions grêles et aplaties. D'abord, ce sont les matières les plus anciennes, les plus desséchées par l'absorption

(1) Mémoire sur la passion iliaque.

et par conséquent les plus dures qui se présentent; toutes les forces expultrices réunies s'exercent sur le bol fécal, la dilatation de l'anus est extrême. Plus tard, au contraire, il ne reste que peu de matières dans le rectum, ou elles n'y arrivent qu'au fur et à mesure de leur expulsion, elles sont peu consistantes, les contractions de l'intestin suffisent seules pour les chasser. L'anus alors s'entr'ouvre à peine, et présente une ellipse à grand diamètre antéro-postérieur, qui détermine la forme des fèces. On observe, en effet, qu'à leur sortie, les matières applaties ont constamment leurs côtés en rapport avec les fesses, et leurs bords avec les commissures de l'anus.

Il résulte de ce qui précéde que, l'ouverture des rétrécissemens étant presque toujours circulaire, les excrémens, en les traversant avec plus ou moins d'effort comme des filières, y prennent une forme cylindrique qu'ils conservent dans le reste de leur trajet, s'ils sont assez durs pour imposer leur forme à l'anus au lieu d'en recevoir une nouvelle de lui. Il en résulte encore que, chez le même malade, le volume des matières varie d'un instant à l'autre, et en raison directe de leur dureté.

J'ai vu prendre pour un rétrécissement un engorgement du rectum dépendant d'une fissure à l'anus, qui céda plus tard à une double incision. Les mèches n'avaient fait qu'augmenter les souffrances du malade. J'observerai à cette occasion que, s'il est vrai que la dilatation seule ait suffi pour guérir des fissures à l'anus, on ne saurait pratiquer cette dilatation par un procédé moins douloureux que celui que je propose.

Un polype situé hors de la portée du doigt, peut donner lieu à une semblable méprise ; mais il n'y a aucun danger à employer la dilatation jusqu'à ce que le pédicule de la tumeur se soit assez allongé pour qu'on puisse s'assurer de sa présence, auquel cas on en fait la ligature ou la section (1).

Les recueils fourmillent d'observations de rétrécissemens du rectum qui n'ont été reconnus qu'après la mort.

M. Copeland (2) a traité une dame de quarante ans affectée d'une hernie ombilicale ancienne à laquelle on attribuait des vomissemens dont la véritable cause était un rétrécissement du rectum. On se mettra facilement à l'abri de ces erreurs en ayant égard aux symptômes commémoratifs ; c'est parce qu'on n'en a pas assez tenu compte, que la maladie de Talma à été méconnue pendant plus de quarante ans qu'elle a duré ; il faut lire le mémoire de M. Biett, pour

(1) M. Portal a trouvé à la fin du colon et au commencement du rectum, une tumeur, de la grosseur du point, laquelle oblitérait si complètement l'intestin que les matières fécales ne pouvaient plus s'écouler.

(Anatomie médicale, tome V *, p.* 244*.)*

Un laboureur éprouvait depuis long-temps une constipation constante. Dans les efforts violens qu'il fesait pour aller à la selle, il rendait des glaires sanguinolentes. Lorsque les matières fécales étaient solides, elles offraient une forme concave et applatie, comme si elles eussent été pressées entre les parois de l'intestin et un corps rond qui y aurait été contenu. Ces symptômes étaient dus à un polype du volume d'un gros œuf, implanté à six pouces au-dessus de l'anus, et dont Desault débarrassa le malade par la ligature.

(OEuvres Chir. Paris 1798*, tome* II *p.* 450*.)*

(2) voyez la 15ᵐᵉ obs. du recueil.

avoir une idée de l'incroyable divergence des opinions émises en cette occasion par les maîtres de l'art (1).

Un médecin, bien pénétré de ses devoirs, qui explorera le rectum chaque fois que les fonctions de cet organe seront notablement troublées, ne confondra jamais les corps étrangers, les agglomérations de fèces endurcies avec des retrécissemens; il saura distinguer les engorgemens inflammatoires ou hémorrhoïdaux ; appelé auprès d'un malade pris subitement d'iléus, il ne croira avoir affaire à une invagination ou à un étranglement interne, que lorsqu'il se sera assuré par les commémoratifs et par le toucher que les voies digestives étaient habituellement libres et que le rectum l'est encore.

J'ai dit qu'il n'était pas rare que le même malade eût deux rétrécissemens. On présumera avoir affaire à un cas de ce genre lorsque, après la dilatation d'un premier rétrécissement, la constipation persistera et que le calibre des matières excrétées restera moindre que ne semblerait le comporter l'élargissement déjà obtenu d'une partie de l'intestin (2). Alors, si le doigt ne fait rien découvrir, il faudra avoir recours

(1) Voyez la 22ᵐᵉ obs. du recueil.

(2) On m'a objecté qu'il pourrait se faire que, le rétrécissement étant situé très-haut, les matières, après l'avoir traversé sous un très-petit diamètre, se reformassent en quelque sorte plus bas, et eussent à leur sortie le calibre normal; mais outre que cela n'est jamais arrivé, que je sache, on a peine à comprendre que des crottes dures (les seules auxquelles on doive avoir égard sous le rapport du diagnostic) puissent se réaggréger dans une portion de l'intestin qui, au lieu de leur fournir des humidités, leur enlève au contraire le peu qui leur en reste.

à la bougie à empreinte qui fera connaître la forme
du rétrécissement, sa distance de l'anus et le siège
des fausses routes et des *fistules rectales intérieures*
s'il y en a. La substance emplastique dont on se sert
ordinairement pour les porte-empreintes de l'urèthre,
serait trop molle pour le rectum, qui est plus chaud.
Je lui préfère l'emplâtre de ciguë des hôpitaux, ou
tout autre corps gras non irritant, de même consistance.

Un cas s'est présenté tout récemment où la double
exploration avec le doigt et avec la bougie à empreinte aurait pu être infidèle (1). Un ulcère, après
avoir détruit le col utérin, avait fait à la cloison
recto-vaginale une perte de substance à travers
laquelle l'utérus hypertrophié et très-incliné en avant
venait présenter, dans le rectum, à trois pouces et
demi de l'anus, sa cavité ulcérée et largement ouverte; de telle sorte que l'extrémité du doigt, attei-
gnant à peine au mal, y sentait un anneau étroit et
circulaire, tandis que si l'on avait employé la bougie à
empreinte, elle aurait pu se mouler dans l'entrée de la
cavité utérine, comme dans un véritable rétrécissement; mais on aurait été bientôt détrompé en
explorant le vagin.

Dans le cas où les moyens d'investigation déjà
énoncés laisseraient encore dans l'incertitude, on
porterait aussi haut qu'on pourrait dans le rectum,
une mèche de six à huit lignes de diamètre ; et si elle
pénétrait sans effort, si, retirée au bout de quelques heures, elle ne conservait aucune empreinte

____

(1) Voyez la 57me obs. du recueil.

circulaire, on serait bien sûr que les parties qu'elle aurait parcourues ne sont pas affectées d'un rétrécissement capable de gêner sensiblement la défécation.

Quant au diagnostic différentiel, chaque fois que l'obstacle sera hors de la portée du doigt, il sera bien difficile de savoir s'il dépend d'une altération des parois ou de leur compression par une tumeur située en dehors de l'organe. Lors même qu'il pourra être exploré par le toucher, on sera bien rarement fixé sur la nature de la lésion de tissu qui lui a donné naissance ou qui le constitue actuellement.

Curabilité. Récidives.

Aucun fait, à ma connaissance, n'indique qu'un rétrécissement du rectum puisse guérir par les seules forces de la nature.

La saignée locale et générale, les médicamens pris à l'intérieur, les lavemens, les injections, les bains, les douches, les topiques médicamenteux n'ont jamais arrêté les progrès de cette maladie et ne procurent qu'un soulagement de courte durée, tant qu'on ne met pas en usage les ressources chirurgicales. Ils peuvent, tout au plus, combattre les accidens et quelquefois les prévenir. Quoi qu'en ait dit le savant Morgagni, je ne crois pas que le traitement mercuriel ait jamais fait disparaître un véritable rétrécissement.

On pense généralement aujourd'hui que la dilatation, seule ou associée à l'incision, à l'excision ou à la cautérisation, est en dernière analyse la seule médication douée de quelque efficacité; et cependant les cas de guérison radicale sont si rares qu'on serait peut-être embarrassé pour en citer de bien authentiques. On n'est pas convaincu, en effet, lorsqu'on lit à la fin d'une observation que : *un rétrécissement ne s'est pas reproduit un certain nombre de mois, ou même d'années, après avoir été traité.* L'observateur devrait ajouter qu'il s'est assuré de la non-récidive par l'exploration avec le doigt et non, comme on se contente de le faire, par de simples questions adressées au malade.

Si, comparant les rétrécissemens du rectum avec ceux de l'urèthre et faisant abstraction de la nature des tissus qui les constituent, on recherche les causes de la plus grande fréquence des récidives dans les premiers, on les trouvera peut-être dans les différences de structure et de fonctions des deux organes. Ainsi on trouve dans le rectum de plus que dans l'urèthre, deux plans musculaires, deux sphincters soumis à la volonté et un lacis veineux, dont le développement est le premier degré des hémorrhoïdes; la membrane muqueuse, unie aux parties subjacentes par un tissu cellulaire très-lâche, très-extensible, jouit d'une telle mobilité qu'elle abandonne le rectum et se montre au dehors dans une certaine étendue avant et pendant l'excrétion, ce qui la prédispose aux *chutes du rectum.* Cette maladie et les hémorrhoïdes n'ont pas d'analogues dans l'urèthre.

Relativement aux fonctions, l'urèthre, simple

conduit excréteur, se borne à livrer passage à des liqueurs expulsées par des réservoirs particuliers, et le contact de ces liqueurs n'est que momentané. Le rectum, tout à la fois réservoir et conduit excréteur, reçoit continuellement les matières fécales, dont l'accumulation lente donne à sa portion évasée des diamètres de plusieurs pouces, et il les chasse ensuite au dehors dans un acte très-compliqué auquel il a la plus grande part.

Pour que le rectum remplisse convenablement ses fonctions, il doit être dans un état d'intégrité parfaite ; s'il suffisait, en effet, comme pour l'urèthre que sa cavité eût conservé le calibre ordinaire des matières excrétées, les malades affectés de retrécissement n'éprouveraient aucune gêne dans la défécation, du moment où on serait parvenu à introduire des mèches de huit à neuf lignes de diamètre. Mais, par malheur, il n'en est pas ainsi. Une affection quelconque ayant fait perdre aux tuniques du rectum leur souplesse, leur extensibilité, leur faculté de glisser les unes sur les autres, voici ce qui en résulte : ces tuniques ne se dilatant plus pour loger les matières fécales à mesure qu'elles arrivent, celles-ci s'accumulent et causent des désordres dans une portion plus élevée du grand intestin qui n'est pas destiné à les garder et moins encore à les expulser ; et quand vient le moment de leur sortie, loin d'y concourir, le rectum, s'il jouit encore de quelque contractibilité, s'il n'est point réduit aux conditions d'un simple canal inerte ; le rectum, dis-je, ne fait qu'augmenter un obstacle que le diaphragme et les muscles abdominaux sont désormais seuls chargés de vaincre. C'est ainsi qu'une altération, d'abord légère, s'accroît en raison du trouble qu'elle apporte dans les fonctions de l'organe qui en est le siége, et voilà pourquoi les retrécissemens du rectum rendent la défécation difficile dès les premiers temps de leur existance, tandis qu'il s'écoule des années avant que ceux de l'urèthre gênent sensiblement l'émission des urines; voilà pourquoi ceux-ci guérissent plus facilement que ceux-là; pourquoi les récidives sont incomparablement plus promptes et plus fréquentes dans les premiers; pourquoi aussi les rétrécissemens situés à la partie moyenne du rectum et au-dessous ont une marche plus rapide, des récidives plus promptes et plus de tendance à la dégénération que les rétrécissemens plus élevés.

Ce qui précède m'a semblé découler de l'observation rigoureuse des faits; et peut-être me sera-t-il permis d'en conclure qu'il n'y aura de cure vraiment radicale que lorsqu'on aura rendu aux parties la capacité, la souplesse, la dilatabilité et la contractibilité naturelles (1). Ces considérations auraient-elles échappé aux auteurs, ou ne se serait-on abstenu de les

(1) Il n'est pas présumable que cela ait jamais été fait. Supposons, ce qui n'est guère admissible, qu'un malade arrivé au point, d'aller facilement à la selle et sans colique, ait assez de-courage et de résignation pour tenter la cure radicale; comment pourrait-on placer dans le rectum, journellement et peut-être pendant plusieurs mois, des corps dilatans du volume que, dans l'état sain, les matières fécales peuvent y acquérir avant une selle, sans amener les désordres les plus graves dans les fonctions des autres organes du bassin?

présenter que parce qu'elles démontrent l'insuffisance de tous les moyens de traitement connus jusqu'à ce jour ? Dût, celui que je propose, ne pas répondre à mes espérances, je ne m'en croirais pas moins obligé d'exposer franchement toutes les difficultés de mon sujet.

Un doute me reste encore : j'ai vu des ulcères des jambes, rebelles à une foule de traitemens divers, s'améliorer, changer en quelque sorte de nature, rétrogader et guérir sous l'influence de la compression, sans qu'on continuât l'usage de ce moyen. Il n'est pas impossible qu'un rétrécissement du rectum éprouvât le même changement et continuât à se résoudre après qu'on aurait cessé de le dilater. Ce n'est qu'ainsi qu'on pourrait expliquer les cures radicales, s'il en est.

Pronostic.

« Cette maladie a cela de fâcheux qu'elle ne pro-
» duit d'accidens assez graves pour la faire recon-
» naître que lorsqu'elle a fait tant de progrès qu'elle
» est devenue presque incurable (1). »

Depuis le rétrécissement simple, voisin de l'anus, qu'on fait disparaître en peu de tems, jusqu'au retrécissement situé très-haut, simple ou multiple, compliqué de fistules, de perforation, de dégénération du rectum ou des parties voisines, et dans lequel tout traitement a échoué ou n'a fait qu'agraver le mal, il y a des formes, des nuances très-nombreuses, et autant de degrés de curabilité. Si l'on considère d'ailleurs l'obscurité qui

____

(1) Ancelin.

règne-sur tout ce qu'on appelle *cancer*, on sera peu surpris de ne trouver ici que ce peu de mots sur le pronostic.

Les faits nécroscopiques prouvent qu'en général, les rétrécissemens qui ne sont pas de vrais cancers tendent sans cesse à l'oblitération avec atrophie des parois. Une dilatation bien faite a souvent suspendu cette marche fatale ; pourra-t-elle l'arrêter tout-à-fait? c'est un espoir dont je n'ose me flatter.

Traitement.

La première indication est de chercher à rendre à l'intestin son diamètre naturel. Si jamais on y parvient, ce ne sera qu'en agissant directement sur les parties rétrécies ; dans les cas même de vrai cancer, lorsqu'il y a obstacle à l'écoulement des matières, on ne peut se dispenser d'avoir recours aux moyens chirurgicaux, bien que quelquefois (mais beaucoup plus rarement qu'on ne pense) ils hâtent la désorganisation. Ces moyens sont l'incision, la cautérisation, l'extirpation et la dilatation. Je vais en traiter successivement, me réservant de parler des moyens généraux et accessoires à l'occasion des accidens et des complications qui les réclament.

Incision.

Wiseman incisa trois ou quatre fois, sur le même individu, un rétrécissement consécutif à une grave opération de fistule, ce qui prouverait, dit M. Copeland (1) que l'incision des rétrécissemens du rectum

(1) Observations on the principal diseases of the rectum and anus. London 1824, p. 52.

(43)

peut être pratiquée avec sûreté et avantage. On pourrait citer des cas nombreux où cette opération n'a
été suivie d'aucun accident grave; mais de là il y
a loin à la considérer comme avantageuse, et la nécessité où s'est trouvé Wiseman d'y avoir recours à
trois reprises différentes sur le même malade, prouve
combien ses résultats sont précaires. Elle séduit par
la promptitude avec laquelle elle fait cesser la rétention des matières et· les accidens qui en dépendent;
mais c'est là toute son utilité, et pour un seul avantage que d'inconvéniens n'entraîne-t-elle pas ! Cependant lorsque l'étroitesse est congénitale et qu'elle
consiste en un diaphragme membraneux percé à son
centre, il faut l'inciser en plusieurs points et exciser
les lambeaux à leur base, pour prévenir leur récolle-
ment et par suite la récidive, ou leur dégénération à la
façon des carcinomes de la verge qu'on voit survenir
quelquefois après la simple incision du prépuce, dans
les cas de phymosis.

Un chirurgien de marine (1) a éprouvé pendant
toute sa vie les symptômes d'une semblable affection
sans que lui-même ou les hommes de l'art avec qui il
avait nécessairement de fréquens rapports, aient eu
l'idée d'explorer le rectum. L'excision était praticable
et aurait été très-probablement suivie d'une guérison
radicale; mais j'ai déjà dit (2) que ce n'était pas là
un rétrécissement dans la véritable acception du
mot.

Quand la maladie a désorganisé les tissus, l'inci-

(1) Obs. 14ᵐᵉ, du recueil.
(2) Pag. 15.

sion en hâtera les progrès, et la cicatrisation deviendra impossible comme dans tous les cas de cancer confirmé. Si les tissus ne sont qu'épaissis et indurés, l'incision pratiquée, il reste deux indications à remplir : tenir les lèvres écartées pour en empêcher la réunion, et comprimer les parties pour les résoudre. On croit obtenir ce double résultat par les mèches, mais leur introduction est alors fort douloureuse; et si le malade n'en peut garder que de peu volumineuses, il souffre inutilement, et la cicatrisation, pour être retardée, n'en a pas moins lieu par le rapprochement plus ou moins complet des parties divisées, à moins que la solution de continuité ne dégénère en ulcère, maladie pire que celle qu'on voulait guérir. Que si l'on suppose que, par des mèches assez grosses, on soit parvenu à faire cicatriser séparément les lèvres de l'incision, on n'aura encore rien fait pour la fonte de l'engorgement. Il ne faut pas en effet confondre la compression proprement dite avec la dilatation : le rectum n'est pas, comme la muqueuse du canal nasal, placé dans un conduit osseux, contre les parois duquel on puisse le comprimer. Trois de ses côtés étant en rapport avec des parties molles ou des organes creux, on n'a pour lui, comme pour l'urèthre, d'autre moyen de compression que la dilatation proprement dite. Or celle-ci met en jeu l'extensibilité des tissus, et appliquée à un rétrécissement incisé, elle agrandira la solution de continuité, en déchirera le fond, et les parties indurées ne seront ni comprimées, ni distendues, mais seulement éloignées de l'axe de l'intestin; leur composition, leur nature restera la même, leur forme seule aura varié momentanément.

Il n'a été question jusqu'ici que d'une incision unique. Quelques praticiens préfèrent inciser le rétrécissement sur plusieurs points de sa circonférence ; mais comme il faut toujours en venir à la dilatation, la multiplicité des incisions la rendra bien plus douloureuse ; on aura d'ailleurs à craindre que l'une des des solutions de continuité, plus profonde que les autres ou pratiquée dans un point où le rétrécissement aurait une moindre épaisseur, n'affaiblisse en cet endroit l'anneau à dilater, ne le dispose à la déchirure et ne rende la dilatation inutile par les raisons déjà données. Remarquons encore que, si l'incision simple pratiquée sur le côté postérieur du rétrécissement n'expose pas à ouvrir le péritoine, il n'en est pas de même de l'incision multiple à cause de la difficulté de juger l'épaisseur des parties et de borner l'action des instrumens tranchans. Enfin il y aurait plus que de la témérité à porter une ou plusieurs fois le bistouri ou le lithotôme sur des rétrécissemens situés hors de la portée du doigt.

Après ces considérations faut-il s'étonner qu'il y ait tant et de si promptes récidives, qu'au lieu d'échancrures on ne trouve ordinairement, dans les points antécédemment incisés, que des cicatrices linéaires qui augmentent les difficultés d'un nouveau traitement ?

Un autre motif plus grave vient se joindre à ceux qui précèdent, et suffirait seul pour faire rejeter l'incision. Elle a plusieurs fois causé la mort. Serait-il

prudent de faire subir à chaque récidive une opération aussi dangereuse ?

Cautérisation.

L'analogie conduit naturellement à appliquer aux
rétrécissemens du rectum un mode de traitement que
la pratique de Ducamp a montré si utile dans ceux
de l'urèthre; cependant les auteurs que j'ai consultés
parlent de la cautérisation sans donner des résultats
positifs, car on ne peut considérer comme tel la
guérison d'un rétrécissement qu'Everard Home dit
avoir obtenue par une seule application du caustique.
Loin de moi l'idée de suspecter la bonne foi de ce
praticien célèbre; je pense seulement qu'il a dû se
tromper ou sur la nature de la maladie ou sur le
résultat du traitement : personne, en effet, ne croira
qu'une seule application du nitrate d'argent puisse
consumer des parties qui doivent avoir une certaine
étendue et plusieurs lignes d'épaisseur pour consti-
tuer un véritable rétrécissement. Tout récemment
M. Sanson, chirurgien à l'Hôtel-Dieu de Paris,
vient d'employer la cautérisation dans trois cas qui
prouvent que, associée à la dilatation, elle peut être
très-utile. Le porte-caustique dont il se sert est un
cylindre de six lignes de diamètre, percé latérale-
ment d'une grande ouverture à peu-près elliptique,
dans laquelle, par un mécanisme fort simple, un
gros crayon de nitrate d'argent vient présenter plus
ou moins de surface en largeur ou en hauteur suivant le besoin.

Le volume des parties à détruire est beaucoup plus

considérable dans les rétrécissemens du rectum que dans ceux de l'urèthre. Il en résulte que la cautérisation doit être aussi beaucoup plus longue et douloureuse ; et quand même il n'y aurait aucun inconvénient à consumer dans une certaine étendue toute l'épaisseur du rectum , on n'aurait certainement pas pour les deux tiers supérieurs de cet organe, comme on l'a pour tous les points de l'urèthre , des parties subjacentes susceptibles de fournir l'étoffe d'un conduit artificiel. Aussi M. Sanson pense-t-il qu'il serait imprudent de faire agir le caustique au-delà de la portée du doigt.

Le seul essai de cautérisation que j'aie tenté a été infructueux, et sans la pratique heureuse de M. Sanson, j'aurais probablement renoncé pour toujours à en faire d'autres, parce que , n'espérant plus de cure radicale par quelque moyen que ce fût, j'avais dû m'arrêter au mode de traitement qui promet la cure temporaire la plus facile et la moins dangereuse, autrement dit la dilatation.

Extirpation.

Dans ces derniers tems l'extirpation d'une portion du rectum a été pratiquée plusieurs fois avec succès par M. Lisfranc et, après lui, par d'autres chirurgiens ; cette opération qui est une véritable conquête de l'art, a des limites plus étroites que ne l'a dit M. Pinault dans sa thèse inaugurale (1) , et que ne sembleraient l'indiquer les rapports normaux du rec—

(1) Dissertation sur le cancer du rectum. Paris 1829.

tum avec les organes voisins. Une autopsie, faite
à l'hôpital des vénériens (1), prouve que, par suite de
désordres survenus à l'occasion d'un cancer de la
partie inférieure du rectum, le cul-de-sac du péritoine peut être amené à seize lignes de l'anus, tandis que, dans l'état normal, cette distance est double et
même quelquefois triple. Il est évident qu'en pareil
cas, on ouvrirait infailliblement le péritoine, si l'on
extirpait plus de seize lignes de rectum.

Peut-être le fait que je viens de citer est-il une
exception rare, et les changemens de rapport et de
forme que l'état pathologique entraîne sont-ils ordinairement moins importans. Mais la péritonite n'est
pas seule à craindre dans l'extirpation d'une partie du
rectum ; l'inflammation du tissu cellulaire du bassin
est aussi redoutable et plus fréquente. Deux malades
qui y avaient succombé ont été ouverts ; chez l'un,
*on a rencontré du pus, non-seulement dans le tissu
cellulaire du bassin, mais encore le long de la colonne vertébrale jusqu'au dessous des reins ; l'aponé-
vrose moyenne du périnée avait été coupée dans l'endroit où elle s'attache au coccyx (2) ; chez l'autre, du
pus, renfermé entre l'os des îles et le fascia, qui
avait été ouvert dans la dissection du rectum, avait
fusé au-dehors du fascia-pelvia, passé sous le fascia-
iliaca, et s'était trouvé arrêté en haut par le ligament iléo-lombaire (3).*

Enfin l'extirpation expose à la phlébite, accident

(1) Obs. 50me du recueil.
(2) M. Pinault. Thèse inaugur., p. 36.
(3) Gazette médicale du 14 mars 1833.

d'autant plus terrible qu'il est toujours mortel et qu'on l'a vu survenir vingt-cinq jours après l'opération, lorsque la plaie etait en voie de cicatrisation (1).

Dilatation.

Dans l'introduction de ce mémoire, j'ai fait la critique de plusieurs moyens de dilatation. Il me reste à parler de quelques autres.

On a proposé, pour les rétrécissemens du rectum, des instrumens composés de plusieurs lames métalliques, susceptibles d'acquérir, en place et au moyen de ressorts ou de coings un écartement gradué. On trouve dans un rapport de Thouret et de Vic-d'Azyr (2), la description d'un appareil de ce genre. Ancelin, chirurgien d'Amiens, l'avait imaginé à l'occasion de deux cas de rétrécissement qui font partie du recueil d'observations (3).

Il a même été question d'un anneau métallique creusé en gorge à sa surface extérieure, qu'on laisserait à demeure comme un pessaire.

Il faut n'avoir aucune connaissance de la structure et des fonctions de nos parties, pour faire d'aussi malheureuses applications de la mécanique à la pathologie.

Le spéculum n'est utile que pour mettre à découvert un rétrécissement qu'on aurait l'intention de cautériser. Quelques perfectionnemens qu'on lui ait

(1) Voyez la 7me obs. de la thèse de M. Pinault.
(2) Histoire de la société roy. de méd. 1780 à 1781, p. 311.
(3) Obs. 5e et 6e du recueil.

fait subir dans ces derniers temps, il ne mérite pas, comme dilatant, plus de confiance que les instrumens dont je viens de parler; aussi, des 1771 Duchadoz recommandait-il de n'en user qu'avec prudence, *speculum ani prudenter usurpatum* (1).

M. Bermond de Bordeaux a imaginé un appareil dont j'emprunte la description au dernier ouvrage de M. Velpeau. « Il se compose de deux canules con-
» centriques longues d'environ six pouces, l'une
» interne, lisse, terminée en cul-de-sac supérieure-
» ment, l'autre externe ouverte aux deux extrémités
» et creusée en dehors, d'espace en espace, de rainures
» circulaires pour y fixer une chemise. On les porte
» engainées dans l'organe. Avec de longues pinces
» on glisse de la charpie entre elles et leur enveloppe
» de linge, de manière à refouler celle-ci en bourrelet
» annulaire jusqu'au niveau de leur sommet, de
» manière aussi à comprimer plus fort dans telle
» direction, moins dans telle autre, suivant qu'on le
» trouve convenable. On fixe le tout très solidement
» à l'extérieur. Quand le malade a besoin de rendre
» ses garde-robes, on retire la canule interne sans
» déranger l'autre qui peut avoir jusqu'à six lignes
» de diamètre. Le cul-de-lampe formé par la che-
» mise supérieurement, y ramène presque nécessai-
» rement les matières, qu'on rend plus fluides et
» qu'on délaye, s'il le faut, à l'aide d'injections et
» de lavemens. On remet ensuite la canule centrale,
» qui s'engrène par un éperon latéral, dans une

(1) De proctostenia, p. 55.

» échancrure que porte la canule engainante près de
» son extrémité libre (1) ».

Si l'appareil de M. Bermond réunissait tous les avantages que cette description lui attribue, je le regarderais comme infiniment supérieur au mien; mais, 1° l'appareil n'est plus applicable quand le mal est hors de la portée du doigt; 2° il est impossible de comprimer inégalement (par des dilatans) des points du rectum diamétralement opposés ou situés à la même hauteur; 3° c'était dans un cas de fracture transversale du sacrum, avec déplacement du fragment inférieur, que M. Bermond fit la première application de sa *canule à chemise*, et quoique la malade l'ait gardée d'abord huit jours, puis douze jours consécutifs, je ne pense pas qu'on rencontre souvent une pareille tolérance de la muqueuse rectale, quand on serait d'ailleurs bien certain que cette membrane ne s'invaginerait pas dans la canule comme cela est arrivé toujours jusqu'alors.

J'arrive enfin au moyen de dilatation qui depuis long-temps est le plus en crédit; je veux parler des mèches.

On dit qu'elles interceptent toute communication avec l'extérieur, qu'il faut les retirer chaque fois que le malade a besoin d'aller à la selle, de sorte qu'elles nécessitent des pansemens fréquens et n'agissent pas d'une manière continue; mais tout cela est inévitable. Qu'on considère seulement que l'excrétion des ma-

_____

(1) Nouveaux élémens de médecine opératoire, t. II, p. 988. Voyez, pour de plus amples détails, la thèse de M. Bermond, dans la collection de la Faculté. Année 1827, vol. 2, n° 44.

tières fécales n'a nullement lieu par écoulement, dans le sens propre à ce mot, mais bien par un véritable mouvement de translation, à la faveur de la mobilité de la muqueuse, et il sautera aux yeux que les vices que l'on reproche aux mèches sont inhérens à tout autre mode de dilatation appliqué au rectum. Aussi n'a-t-on retiré des canules d'autre avantage que de donner quelquefois issue à des gaz, et encore ces gaz passent-ils souvent entre l'instrument et les parois de l'intestin, comme cela a lieu pendant le séjour des mèches.

« Il est prouvé, dit Desault, que, quoiqu'on fasse » usage de canules d'un grand diamètre, dans les » rétrécissemens du rectum, jamais les matières ne » peuvent s'échapper au travers. La membrane in- » terne de l'intestin s'invagine dans le tube artificiel » et leur forme obstacle. Les vents même ne sortent » point... (1). »

Le procédé employé par Desault pour introduire les mèches est défectueux à plusieurs égards. Il est impraticable ou du moins très-dangereux dans les cas où la maladie remonte très-haut ou lorsqu'elle occupe une grande étendue. En effet une mèche portée sur un stylet rigide et droit, ne peut s'accommoder aux courbures naturelles ou accidentelles de l'intestin ; de là les perforations trop souvent produites par le sommet de la mèche. D'ailleurs, quelque adroitement qu'on s'y prenne, le rectum est tiraillé de bas en haut, les parties rétrécies sont plus ou moins

(1) OEuvres chirurg. t. II, p. 387.

meurtries, et la douleur qui en résulte ne permet
d'augmenter que très-lentement le volume des mèches
ou cause des accidens qui forcent à en suspendre
l'usage, circonstances très-facheuses, parce qu'en
prolongeant le traitement d'une affection sujette à de
fréquentes et inévitables récidives, elles ne laissent
aux personnes qui en sont atteintes que de cours intervalles de relâche.

N'est-ce pas à ces imperfections du procédé opératoire qu'on doit attribuer le peu de succès obtenu
de nos jours, d'une méthode qui avait fourni de beaux
résultats dans les mains de son illustre auteur? Ne
pourrait-on pas, en la perfectionnant, étendre son
emploi et diminuer le nombre des cas réputés incurables? C'est ce que je me suis proposé de démontrer
par la théorie et par les faits.

Nouveau mode de dilatation.

Appareil instrumental.

Les pièces d'appareil sont les suivantes :

1° *La chemise*, petit sac conique, mince, flexible
dont l'ouverture est tenue béante par

2° *L'anneau*, sorte de virolle sur laquelle on applique le bord de la chemise au moyen de

3° *La ceinture*, pièce composée de deux demi-
cercles réunis à l'un de leurs bouts par une charnière, et à l'autre par une vis de pression. Chaque
moitié porte en outre, à sa partie moyenne et en
dehors, une oreille qui sert à tenir cette partie de
l'appareil, et pour que *l'anneau* ne soit pas entraîné

par les efforts de traction opérés sur *la chemise* pendant l'introduction de la mèche, il est muni d'un rebord au côté qui est tourné vers l'opérateur.

4° *Le porte-chemise*, sonde graduée et flexible qui sert à porter la chemise dans le rétrécissement. Le corps gras dont on enduit ces deux pièces, les fait adhérer ensemble, et la chemise ne resterait pas en place, lorsqu'on vient à retirer la sonde, si l'on n'avait pas un moyen d'en fixer le fond. C'est pour cela que le cul-de-sac de la sonde est remplacé par

5° *La calotte*, petite pièce métallique concavo-convexe, dont le bord mince embrasse l'extrémité de la sonde, et y tient à frottement de manière à pouvoir s'en séparer par un effort médiocre.

6° *Le mandrin*, fil métallique ayant plus que deux fois la longueur du porte-chemise, afin qu'étant introduit dans son canal, il puisse fixer la calotte et le fond de la chemise, pendant qu'on retire la sonde, et servir ensuite à guider la mèche.

7° *Le bouton*. L'extrémité antérieure du mandrin est unie à frottement avec un bouton métallique d'ivoire percé à cet effet, dans les deux tiers de son grand axe, d'un canal de même diamètre que le mandrin. Ce bouton facilite le glissement du man-drin, qui sans cela pourrait entamer la sonde et même la percer, et va ensuite se placer dans la concavité de la calotte.

8° *Le porte-mèche*, tige cylindrique creuse, aplatie à l'un de ses bouts pour être tenue commodément entre le pouce et l'index, et présentant, à l'autre bout, une capsule dans laquelle est reçue sans frottement l'une des extrémités de

9° *L'hélice,* fil métallique roulé sur lui-même, exactement comme un ressort de bretelle. Il augmente la longueur du porte-mèche qu'il rend flexible dans toute cette partie.

Le porte-mèche et l'hélice sont traversés, suivant leur longueur par

10° *L'axe du porte-mèche,* long fil métallique qui donne à ces deux pièces la solidité nécessaire pour qu'on y adapte la mèche et qu'on la graisse. Il présente, à l'une de ses extrémités, un anneau qui sert à le retirer, et à l'autre un petit canal de deux lignes de longueur pour recevoir l'extrémité postérieure du mandrin.

11° C'est sur l'hélice que l'on fixe, à l'aide d'un bon fil de Bretagne, de longs brins de charpie ou de coton, étagés de manière à représenter des cônes creux emboîtés les uns dans les autres, comme des cornets, leurs bases étant toutes dans le même plan, et successivement de plus en plus longs, depuis le premier qui est placé au centre, et s'insère près de la capsule du porte-mèche, jusqu'au dernier qui forme la surface externe de la mèche, et dont le sommet repose sur l'extrémité antérieure de l'hélice.

Les dimensions de ces diverses pièces sont subordonnées à la hauteur et au diamètre des rétrécissemens.

Les chemises dont je me sers, sont en batiste mince et forte, d'un seul morceau taillé parallèlement aux lisières, avec une seule couture fine et solide. Cependant lorsque la chemise doit recevoir une très-grosse

méche, elle ne serait pas de droit fil, si on ne la faisait de deux morceaux. Dans tous les cas, son ouverture doit être assez large pour que l'anneau y entre
librement, même après plusieurs lavages, sans quoi
la traction exercée sur elle ne serait pas uniforme, et
elle se déchirerait avant d'être usée. Si l'on desirait
que la chemise fût imperméable, on ferait usage du
condon qui est plus lisse et plus mince que la batiste,
mais qui aussi est plus faible et ne sert qu'une fois.

Il importe beaucoup que le porte-chemise soit
très-flexible, pour qu'il se replie sur lui-même
plutôt que de produire une fausse route ; et pour
qu'en même temps, quelque brusques que soient les
courbures naturelles ou accidentelles de l'intestin,
il puisse y pénétrer, sans que son canal s'efface par
des plis qui s'opposeraient au passage du bouton.

L'anneau, la ceinture, le mandrin, le porte-mèche
et son axe sont en fer poli. La calotte, le bouton et
l'hélice sont en cuivre. Ordinairement la grosseur du
mandrin et de l'axe du porte-mèche sont, pour le
premier, le n° 6, et pour le second, le n° 11 de la
filière-limoges des quincailliers.

Quand le rétrécissement est voisin de l'anus, on
peut supprimer l'hélice. On remplace alors la capsule
du porte-mèche par une petite fourche semblable à
celle du porte-mèche de Desault, et on rend la mèche
conique à l'aide de bourdonnet de charpie placé
dans son épaisseur.

La chemise garantissant le rectum du contact immédiat de la mèche, on fait celle-ci en coton pareil
à celui des mèches de chandelles. La dépense est six

ou huit fois moindre qu'avec la charpie longue. A
propos des mèches, voici un fait relatif à la manière
de les graisser. De deux mèches parfaitement égales,
quant au nombre et aux dimensions des brins qui les
composent, l'une étant graissée dans toute son épaisseur et pétrie entre les doigts, et l'autre simplement
enduite de cérat, la première sera sensiblement
moins volumineuse, pénétrera avec plus de facilité,
et cependant elles auront le même volume lorsqu'elles
auront servi. Cela tient évidemment à ce qu'elles
absorbent également les humidités stercorales. Il y a
donc avantage à les imprégner de cérat dans toute
leur épaisseur.

Un corps gras étant indispensable pour faciliter
le jeu des instrumens, j'emploie presque exclusivement le cérat de Galien, qui m'a paru le plus inerte
de tous, afin de ne laisser aucun doute sur les effets
de la dilatation pure et simple. Il importe en effet,
avant de compliquer une médication, de savoir à
quoi s'en tenir sur chacune des actions dont elle se
compose. Si, au contraire, je m'étais servi des divers
topiques, conseillés par les auteurs, pour la fonte
des tumeurs ou la cicatrisation des ulcères du rectum,
on aurait pu leur attribuer une plus ou moins
grande part dans les succès, et laisser les insuccès sur
le compte de la dilatation. Tel médecin qui aurait
eu à traiter la malade de l'observation n° 37 du
recueil, n'aurait pas manqué d'enduire les mèches
avec du cérat mercuriel qui, s'il n'avait pas empêché
la guérison, aurait fourni une nouvelle preuve de la
spécificité du mercure ; et la malade, malgré ses pro-

testations, aurait été suffisamment convaincue d'avoir contracté une affection vénérienne à une époque et d'une manière quelconques. On aurait même invoqué l'hérédité plutôt que d'en douter. J'en reviens à l'opinion de Desault : *Il n'est point de meilleur fondant qu'une compression méthodique.* Passons maintenant au procédé opératoire.

Procédé opératoire.

Tout étant disposé, comme je viens de le dire, et le malade étant couché du côté gauche, sur le bord d'un lit assez élevé, le membre inférieur gauche étendu , la cuisse et la jambe droites demi-fléchies , comme pour l'opération de la fistule à l'anus, on constate d'abord, avec une sonde graduée, la hauteur du rétrécissement, et si le malade a déjà été soumis à la dilatation , on s'assure par le toucher ou par la bougie à empreinte qu'il n'existe aucune fausse route. S'il y en avait une, on devrait attendre sa cicatrisation ; mais, le cas pressant, on serait autorisé à se croire dans la bonne voie, si l'on fesait pénétrer la sonde à plusieurs pouces au dessus du rétrécissement (1). On procède ensuite à l'opération de la manière suivante :

Premier temps. On pousse lentement la chemise munie de l'anneau et de la ceinture, à l'aide du

(1) Les transpositions du rectum sont extrêmement rares. Cependant, dans la séance de l'académie de médecine du 22 février 1827, M. Lisfranc a montré un bassin dans lequel le rectum, situé à droite, s'attachait de ce côté sur la symphise-sacro-iliaque; l'*S* romaine du colon était située en travers sur l'articulation sacro-vertébrale.

porte-chemise coiffé de la calotte, jusqu'à ce que son fond ait dépassé le rétrécissement d'un ou deux pouces. Ceci exige quelquefois beaucoup de patience et de tâtonnemens. Lorsqu'il y a accumulation des matières fécales, il est utile de frayer la voie avec une canule élastique conique qui les déplace; on y pratique un canal, après quoi on recommande au malade de garder le silence et l'immobilité, pour qu'il ne survienne aucun changement dans l'état des parties, jusqu'à ce qu'on ait substitué la chemise à la canule.

Si le sommet du porte-chemise est arrêté près de l'ouverture inférieure du rétrécissement par un cul-de-sac, une tumeur ou une fausse route, il peut être utile de le surmonter par une boule de cire qui bouche ces parties, se détache du sommet de l'instrument par une légère pression, le laisse glisser sur elle et en change la direction.

Il ne faut pas croire qu'on pénétrerait plus facilement avec un porte-chemise et une calotte d'un petit volume. Le meilleur moyen, au contraire, d'éviter les anfractuosités est d'employer des instrumens dont le diamètre ne soit pas de beaucoup inférieur à celui du rétrécissement, et de revêtir l'extrémité de la chemise d'un petit morceau de baudruche, graissé comme elle et qui en favorise le glissement. Malgré ces divers artifices, il est quelquefois impossible de franchir l'obstacle. On est alors obligé d'attendre qu'une selle, l'écoulement des menstrues ou d'autres circonstances moins appréciables, viennent changer la configuration des parties.

Dans les cas les plus difficiles, il reste un moyen de pénétrer dans le rétrécissement que je n'ai expérimenté qu'un petit nombre de fois, mais qui m'a toujours réussi. Voici en quoi il consiste :

Le porte-chemise est reçu dans une canule métallique plus courte que lui d'un pouce ou deux, ouverte à ses extrémités dont l'une est légèrement courbée à la façon d'une algalie, et l'autre est munie d'une plaque qui lui sert de manche. Les proportions et la disposition de ces parties doivent être telles que le porte-chemise étant placé dans la canule, il puisse y glisser librement et que le bord externe de sa calotte s'introduise d'une demi-ligne environ dans le bout supérieur de la canule : cela suffit pour l'empêcher de vaciller. Recouvrant ensuite le tout de la chemise, on obtient une tige rigide à légère courbure et avec laquelle (la hauteur de l'obstacle étant déjà bien déterminée) on va, en tâtonnant, à la recherche de l'orifice inférieur du rétrécissement. Quand le sommet de la tige s'y est engagé, on se garde bien de pousser plus avant l'instrument dans l'état de rigidité où il a été jusqu'alors ; c'est, au contraire, le moment de lui rendre sa souplesse, ce que l'on fait en tenant la canule fixe à l'entrée du rétrécissement et en poussant le porte-chemise dans le cavité de la canule, à l'aide d'un gros fil de fer boutonné, jusqu'a ce qu'il ait dépassé les parties affectées. On retire alors la canule et on continue l'opération.

Deuxième temps. On introduit le mandrin précédé de son bouton, dans le canal du porte-chemise. Il a quelquefois de la peine à pénétrer, soit que le porte-chemise forme des plis, soit qu'une trop grande extensibilité diminue son calibre, soit enfin que sa surface interne présente des inégalités. Les doigts ne suffisant plus pour pousser le mandrin, il faut les armer d'une pince plate. On a ainsi plus de force, on évite les secousses et on ne déforme pas le mandrin. Un bruit métallique et une sensation particulière avertissent l'opérateur que le bouton a rencontré la calotte. Dans ce moment la manœuvre change ; la main qui poussait le mandrin le maintient fixe, pendant que celle qui tenait le porte-chemise immobile, l'attire au dehors et le dégage entièrement. On confie ensuite le mandrin à un aide, ou le malade lui-même le tient entre le pouce et l'index de la main droite.

Troisième temps. A la faveur du petit canal pratiqué dans l'extrémité antérieure de l'axe, on unit cette pièce au mandrin de manière à n'en faire qu'une seule tige sur laquelle on fait glisser la mèche, l'hélice et le porte-mèche réunis ; l'axe alors se dégage, tombe et est remplacé par le mandrin, l'opérateur fixe alors l'entrée de la chemise en appliquant les oreilles de la ceinture sur la face palmaire des doigts indicateur et médius de la main gauche, la mèche continue son trajet suivant la direction que lui trace le mandrin, et la chemise l'empêche de se fourvoyer, de produire la collision la plus légère, le moindre déplacement des parties. Quand on sent que le sommet de la mèche est arrivé au fond de la chemise, on retire successivement le mandrin, le porte-mèche, la ceinture et l'anneau ; on laisse en place la chemise la calotte, le bouton, la mèche et l'hélice, et l'opération est terminée.

Toutes ces pièces bien nétoyées, servent pour les pansemens subséquens (1), à l'exception de la mèche qu'il faut renouveler.

Quand le rectum présente beaucoup d'anfractuosités, et que ses courbures sont très-prononcées et très-brusques, le mandrin ordinaire ne serait pas assez flexible, on est obligé d'en prendre un plus fin ; mais alors, trop faible pour soutenir la mèche, il cède et forme au devant d'elle un pli qui s'oppose désormais au glissement de l'une sur l'autre. La mèche ne peut plus avancer, qu'à la condition de refouler sur elle-même la portion du mandrin qui lui restait à percourir, ce qui pourrait devenir dangereux. Heureusement qu'on est averti de cet accident, au moment où il commence, par le défaut de glissement des pièces de l'appareil et par la résistance qu'on éprouve dans l'introduction de la mèche. L'obstination serait alors impardonnable. Il faut retirer les instrumens avec précaution, et recommencer le pansement après avoir ajouté à l'appareil

---

(1) Il est cependant un terme à leur durée. La chemise s'use comme tous les tissus qu'on lave souvent et ne peut plus résister aux tractions qu'elle doit subir. Le porte-chemise se gerce et se ramollit trop. L'hélice s'allonge et se desserre par les tiraillemens qu'on lui fait supporter pour en séparer la mèche. Le mandrin se fausse et a souvent besoin d'être redressé sur l'enclume. Le trou du bouton s'agrandit à la longue et ne tiendrait plus à frottement, à l'extrémité du mandrin, si on n'interposait un peu de papier ou un brin de charpie.

une nouvelle pièce, *le support*. C'est une tige de fer dont les extrémités sont coudées et munies de vis de pression pour s'adapter d'une part à la ceinture et de l'autre à l'extrémité postérieure du mandrin , au moment où elle vient de dépasser le manche du porte-mèche. Par ce moyen , la ceinture et l'extrémité postérieure du mandrin sont tenues à une distance invariable, le porte-mèche s'éloigne du point fixe du mandrin au lieu de s'en rapprocher comme avant, le frottement ne tend plus à plier mais bien à alonger , le fil conducteur qui pourrait résister , sans le rompre, à une puissance décuple de celle qu'on a à sa disposition.

Le même cas qui réclame l'emploi du support, peut aussi nécessiter celui d'une hélice beaucoup plus longue. Trois causes se réunissant alors pour rendre difficile l'introduction de la mèche, les sinuosités du trajet, la minceur du mandrin et la trop grande fléxibilité de l'hélice, il faut faire en sorte que le corps dilatant soit inflexible pendant tout son trajet jusqu'à l'entrée du rétrécissement, et qu'il recouvre sa souplesse à mesure qu'il dépassera ce point.

Pour cela, on supprime la capsule du porte-mèche; la mèche n'est plus fixée qu'à l'extrémité antérieure de l'hélice ; une canule métallique mobile sur l'hélice et sur la tige du porte-mèche, recouvre toute la première et une partie de la seconde ; cette canule ou *manchon ,* porte à son extrémité postérieure deux oreilles qui, pendant l'introduction de la mèche, sont arrêtées à l'entrée de la chemise par l'anneau et la ceinture, juste au moment où elle va toucher à l'obstacle, ce qui l'empêche d'aller plus avant; mais le reste du porte-mèche continuant son chemin, l'hélice se dégage, dépasse la canule et reprend sa souplesse qu'elle fait partager à la portion de la mèche qui lui correspond.

* * *

Les premières mèches ne sont gardées que quelques heures, parce qu'elles irritent la muqueuse et provoquent les envies d'aller à la selle. Peu à peu le rectum s'accoutume à leur présence, et j'en ai vu rester en place trente et même quarante heures. Les malades qui restent couchés n'en sont pas aussi incommodés, toutes choses égales d'ailleurs, que ceux qui marchent. Ceux-ci ordinairement ne peuvent plus retenir, après leur lever, la mèche qu'on leur a mise la veille en se couchant. Une mèche gardée vingt-quatre heures produit plus d'effet que deux qui ne seraient restées en place que douze heures chacune. Le séjour de ces corps étrangers détermine ordinairement une sécrétion muqueuse abondante.

Quand la mèche pénètre à plus de trois ou quatre pouces, le malade éprouve un sentiment de défaillance qui se renouvelle à chaque pansement, et qui est quelquefois accompagné de frisson. L'immobilité complète et des frictions sur le bas-ventre et dans la région sacrée, favorisent la disparition de ces symptômes.

La dame qui fait le sujet de la trente-septième observation du recueil a éprouvé deux fois des accidens

graves, parce que la mèche qu'on lui introduisait alors par le procédé de Desault était remontée dans le rectum, bien au-dessus de l'anus. Craignant que cet inconvénient ne se renouvelât, j'avais passé un fil très-fort dans l'ourlet qui borde l'entrée de la chemise ; et, si la mèche était remontée assez pour faire rentrer la portion de la chemise pendante entre les fesses, ce fil m'aurait servi à la ramener au dehors. Cela ne m'étant jamais arrivé, je regarde la précaution comme superflue. Cependant « Mathæus de
» Gradi raconte l'histoire surprenante (l'auteur au-
» rait pu dire merveilleuse, incroyable) d'une jeune
» fille attaquée d'un violent *ileus*, et à laquelle,
» pour vaincre la constipation, on avait mis un long
» suppositoire, qu'elle rendit promptement par le
» vomissement : l'on en plaça un second qu'on eut la
» précaution de fixer par le moyen d'un fil attaché
» à la cuisse ; elle le vomit également. Un troisième
» eut le même sort, quoiqu'on eût employé pour le
» contenir quatre fils très-forts. Le médecin cité par-
» vint néanmoins à guérir la malade et à vaincre
» cette attraction inouïe des intestins, à l'aide de
» bouillons gras (1). » *Risum teneatis*.

Quand il y a plusieurs rétrécissemens distincts, il vaut mieux les dilater rapidement l'un après l'autre que d'agir faiblement sur tous. Plus tard, lorsque l'état des parties et le rétablissement des fonctions le

(1) Dissertation sur la passion iliaque, Montp., an XII, p. 9. L'observation citée se trouve dans le sepulchretum de Bonnet, liv. III, section 13, obs. 20.

permettent, on les dilate tous ensemble pour épargner le temps.

Plusieurs malades ne réclament les secours de l'art que lorsque leur maladie est arrivée à une période très-avancée. Il convient alors de faire la dilatation en plusieurs reprises, séparées par d'assez longs intervalles, pour que le rétablissement de la santé générale concoure de plus en plus aux bons effets du traitement local.

Effets de la Dilatation.

Les malades chez qui on vient de rétablir le cours des matières fécales, reprennent leurs forces, leur fraîcheur, leur gaîté avec une promptitude vraiment remarquable. Chez quelques uns, d'ailleurs bien constitués, les forces digestives, loin de s'être perverties, semblent avoir doublé par la nécessité où l'organisme s'est trouvé pendant plusieurs années, de tirer le plus de parti possible d'une très-petite quantité d'alimens. Cela est si vrai que, aussitôt que l'obstacle est levé, ces malades engraissent avec une rapidité prodigieuse, même en ne mangeant pas autant que dans l'état de parfaite santé.

Les femmes, encore jeunes, voient reparaître leurs règles, qu'elles n'avaient pas eues depuis plusieurs années. Je n'en ai pas traité qui fussent enceintes. La grossesse serait, je pense, beaucoup à redouter ; et si une malade (1) a pu depuis les premiers symptômes de sa maladie avoir deux enfans et, dans l'in-

(1) Voyez l'obs. 35me du recueil.

tervalle, un avortement, sans éprouver aucun accident grave, c'est que le rétrécissement était à deux pouces et demi seulement de l'anus, et que les lavemens prévenaient toujours la constipation qui ne durait jamais plus de trois jours.

Parallèle du procédé de Desault et du nouveau mode.

Pourquoi distendre, irriter, enflammer quelquefois, la totalité ou une grande partie du rectum par une longue mèche, lorsque quelques lignes, quelques travers de doigt seulement sont affectés? Pourquoi laisser sortir par l'anus la portion la plus grosse du corps dilatant, dans une maladie qui finit souvent par l'incontinence des matières et dans laquelle on a, par conséquent, tant d'intérêt à ménager les sphyncters? Ces inconvéniens sont inhérens au procédé de Desault.

Dans le nouveau mode au contraire, le rétrécissement ayant un pouce d'étendue, par exemple, on donne à la mèche trois pouces de longueur, et on fait en sorte que le rétrécissement l'embrasse à sa partie moyenne. Aussi des mèches de trois pouces suffisent elles dans des cas où Desault aurait dû en employer d'une longueur double ou triple suivant la hauteur du rétrécissement. En outre, l'anus n'est plus occupé que par la portion excédante de la chemise, dont le volume est trop peu considérable pour l'irriter ou incommoder le malade.

Une qualité très-importante du nouveau mode, et qui le range dans la classe des *moyens actifs de dilatation* (1), c'est la facilité qu'il donne de mettre à profit toute l'extensibilité des parties rétrécies, et d'y placer des mèches plus grosses qu'on ne pourrait le faire par le procédé de Desault, sans exercer aucun tiraillement ou frottement sur le reste de l'organe.

Il est presque inutile d'ajouter que le volume des mèches doit être gradué avec mesure. Remarquons cependant que, vu la supériorité du procédé d'introduction, la progression sera plus rapide dans le nouveau mode que dans l'ancien, ce qui abrégera considérablement la durée du traitement. Quant à leur longueur, nous venons de voir qu'elle est déterminée par l'étendue présumée du mal et non par sa distance de l'anus.

Moyens accessoires de traitement.

Le traitement ne se borne pas à lever l'obstacle, il faut encore remédier aux désordres qu'il avait produits, faciliter l'écoulement des matières, combattre les accidens et les prévenir. C'est ce qu'on fait à l'aide des purgatifs, des sangsues, des frictions, des applications émollientes, des bains, des lavemens, des douches ascendantes, etc., etc. Je vais, en parlant du traitement des complications, indiquer les cas qui réclament l'emploi de ces moyens; mais auparavant il ne sera pas sans utilité de donner quelques détails sur la manière d'administrer les lavemens et les douches ascendantes.

Quoique les personnes affectées de rétrécissement

____

(1) Voyez l'introduction, p. 4.

du rectum fassent un usage très-fréquent de la seringue ordinaire, elles n'en obtiennent que peu de soulagement, parce qu'elles employent des canules trop
courtes. Il est clair que, l'orifice d'écoulement étant
situé en deçà de la coarctation, la presque totalité du
liquide ne la franchira pas, tandis qu'on n'en perdrait
pas une goutte, si à l'aide d'une longue canule élastique, dont le bout dépasserait le rétrécissement, on
déposait le liquide au centre même des matières à
dissoudre. Cependant, comme il n'est pas toujours
facile de faire franchir le rétrécissement aux meil-
leures canules, et que d'ailleurs on veut quelquefois
injecter de grandes quantités de liquide, on a imaginé des appareils qui, par la force, le volume et la
continuité du jet, deviennent très-supérieurs aux
seringues.

Douches ascendantes.

Les douches ascendantes sont depuis long-temps
employées dans quelques cas de relâchement avec ou
sans ulcération de la matrice, du vagin et du rectum,
et pour vaincre les constipations opiniâtres. Hallé et
Nisten les ont vues remédier à des affections ulcé-
reuses du canal intestinal (1). La description qu'ils

(1) Voici l'exemple qu'ils citent :

Un cocher très robuste, après une hépatite aiguë, eut un abcès
à la partie concave du foie, qui, après avoir sans doute contracté
des adhérences avec la partie transverse du colon, se vida par les
selles. Le malade paraissait rétabli, mais tous les jours, quatre à
cinq heures après le repas, il éprouvait un mouvement de colique
immédiatement suivi d'une évacuation purulente. Une petite
fièvre qui se renouvellait le soir avec frisson, accompagnait

donnent de l'appareil, de la manière de s'en servir et de ses effets immédiats ne laisse rien à desirer : j'en extrais le passage suivant.

« La douche ascendante s'applique spécialement
» au vagin, au rectum et au périnée : le tuyau con-
» ducteur de cette espèce de douche est terminé par
» un ajutage dont l'extrémité présente une ou plu-
» sieurs ouvertures. Le malade étant assis sur un
» siège convenablement disposé, l'ajutage est intro-
» duit dans le rectum ou dans le vagin, ou bien il
» s'ouvre à une très-petite distance de ces parties;
» et dans ce dernier cas le liquide doit surmonter par
» la force de son ascension les obstacles que les par-
» ties lui opposent naturellement : la contraction
» vive du sphyncter de l'anus résiste d'abord à l'en-
» trée de la colonne; l'anus cède ensuite et s'ouvre;
» la colonne admise est soutenue par le jet continu
» qui s'oppose à sa sortie; l'eau ainsi projetée pénètre
» très-avant; les contractions des intestins provo-
» quées plus fortement, chassent par momens les
» matières contenues, et il se fait ainsi une alterna-
» tive d'efforts dans laquelle, tantôt la douche, tantôt
» les contractions expulsives, se surmontent mu-
» tuellement. »

Il paraît qu'à l'époque où ces auteurs écrivaient (1814), la hauteur du réservoir au-dessus de l'orifice

cet état. On lui fit prendre une douche ascendante d'eau simplement chaude, dans l'établissement de M. Albert, qui pour lors était à Paris le seul dans lequel on pût jouir de cet avantage. En huit ou dix jours, l'évacuation purulente se tarit et la fièvre cessa. (*Dict. des scien. méd.* t. X, artic. *Douche.*)

d'écoulement n'était que d'un à quatre mètres (trois à douze pieds); aujourd'hui plusieurs établissemens publics possèdent des appareils dans lesquels cette hauteur est de dix à douze mètres (trente à trente-six pieds), le réservoir étant à un troisième étage et le robinet au rez-de-chaussée. Il en résulte une vitesse beaucoup plus grande, dont il faut tenir compte dans la comparaison des résultats.

Ces appareils exigent de grands frais d'établissement, et sont en petit nombre, même à Paris. Pour en faire usage, on est obligé de se déplacer, ce qui n'est pas toujours praticable ou sans danger; et pour peu que les dépenses que tout cela entraîne se répètent, elles excèdent les ressources pécuniaires de la plupart des malades. Cet état de choses a donné naissance au clysoir et au clyso-pompe, qui n'ont qu'un petit volume et qu'on se procure à peu de frais; mais on n'a réussi qu'en partie. La hauteur du clysoir étant limitée par celle des appartemens, son jet est presque toujours trop faible. Quant au clyso-pompe, si bon pour les clystères ordinaires et surtout pour les injections vaginales, il faut renoncer à s'en servir dans la maladie qui nous occupe. Un instrument que je fis construire sur le même principe, il y a trois ans, et dans lequel le jeu des soupapes et du piston était bien supérieur, causa de graves accidents parce que, malgré toute sorte de précautions, il s'introduisait quelques bulles d'air à chaque coup de piston; de sorte que bientôt la malade avait une tympanite artificielle très-inquiétante.

La *douche ascendante portative*, que nous devons

à l'industrie intelligente de MM. Despruneaux et Charrière, est l'appareil que je préfère pour les irrigations intestinales. Il consiste en un récipient de forme sphérique, vissé sur un pied à travers lequel passe un tuyau d'écoulement, muni d'un robinet, et surmonté d'une pompe foulante qui sert à comprimer de l'air à la surface du liquide à injecter. A partir du robinet, le liquide passe dans un tuyau flexible terminé par une canule élastique. La pièce la plus importante est la soupape ; elle est située à la réunion du corps de l'appareil avec le pied, et elle se ferme un peu avant que tout le liquide ne se soit écoulé, sans quoi l'air condensé ferait irruption dans le canal intestinal (1).

Ainsi construite, la douche ascendante portative répond à tous les besoins, car : 1° elle peut être facilement transportée d'un lieu à un autre et aller trouver, pour ainsi dire, les malades dans leur lit ; 2° au moyen du robinet, le jet est fort ou faible, saccadé ou continu, à volonté ; 3° la hauteur du réservoir ou plutôt la vitesse du liquide est ici représentée par la compressibilité de l'air, qui est indéfinie.

Cet appareil exécuté sur une grande échelle, pourrait être envoyé à domicile par les entrepreneurs de bains, qui ne peuvent disposer d'étages supérieurs pour l'établissement de douches suivant l'ancien pro-

(1) La soupape ne clot pas toujours bien, d'ailleurs elle devient inutile quand on remplace le récipient métallique par un globe en verre blanc épais, dont la transparence permet d'apercevoir le niveau du liquide et de suspendre à propos l'écoulement.

cédé. On pourrait aussi obtenir un jet continu ayant la même force et la même vitesse pendant toute l'opération, en adaptant au récipient un tube gradué qui indiquerait la tension de l'air, et au robinet un index qui noterait son degré d'ouverture; et on aurait soin que les décroissances de tension et les accroissemens d'ouverture correspondans, fussent exprimés par le même chiffre.

La manière d'administrer la douche ascendante dans les rétrécissemens du rectum, varie suivant l'effet qu'on se propose. Si l'on ne veut que vaincre une constipation opiniâtre, il suffit de surmonter l'ajutage par une longue canule flexible dont l'orifice terminal doit remonter au-dessus de l'obstacle. Veut-on baigner le rectum enflammé ou ulcéré, il devient inutile de porter le liquide dans les autres parties du gros intestin; il faut au contraire le faire arriver en nappe ou en arrosoir à la partie supérieure du rectum, et lui procurer un écoulement facile, lorsque, par son propre poids, il descend vers l'anus. C'est dans cette intention que j'emploie un ajutage composé de deux canules emboîtées l'une dans l'autre; l'interne, terminée en arrosoir, dépose le liquide sur les parties malades. L'externe, criblée de trous, le laisse passer dans l'intervalle des deux canules, et il s'écoule au dehors comme si les sphyncters étaient paralysés.

Belladone et galvanisme.

Tant qu'on n'a eu que de faibles notions sur la lésion anatomique qui constitue les rétrécissemens, on a pu, suivant les cas, conseiller l'emploi de l'extrait

de belladone pour vaincre une prétendue contraction spasmodique, ou de la pile électrique pour sol-
liciter l'action musculaire de l'intestin qu'on croyait
affaiblie ; mais je ne pense pas qu'on doive avoir aujourd'hui la moindre confiance dans ces moyens.

Accidens et Complications.

Dévoiement. Les deux symptômes les plus contans
des rétrécissemens du rectum, la constipation et le
dévoiement, deviennent de véritables complications
lorsqu'ils sont portés à un certain point. Quoique
dépendant primitivement de l'obstacle au passage des
matières, ils persistent quelquefois bien long-temps
après sa destruction : la constipation, parce que la
portion de l'intestin située au-dessus ne reprend que
lentement son calibre et sa contractilité normale ;
le dévoiement, par des motifs très-divers qu'il faut
bien apprécier avant de le combattre. En effet, l'irritation du colon, par d'anciennes matières fécales,
peut produire des selles liquides âcres ; cette espèce
de *dévoiement par excès de constipation* s'observe
journellement sur des individus qui n'ont pas de rétrécissement, à plus forte raison doit-on la remarquer
chez ceux qui sont affectés de cette maladie. Les uns
et les autres sont guéris facilement par l'évacuation
que provoquent les lavemens, lorsque le mal se borne
à une simple irritation avec sécrétion muqueuse. Mais
si le colon est ulcéré, si du pus est mêlé aux fèces,
il faut, en outre, avoir recours aux applications de
sangsues à l'anus et sur le point douloureux, aux fomentations, aux bains. On doit aussi revenir souvent

aux irrigations intestinales par la douche ascendante, afin de prévenir la stase des excrémens
sur les parties ulcérées. Le dévoiement peut aussi
dépendre de la perversion des fonctions des premières
voies chez des individus mal constitués, affaiblis
par de longues souffrances, ou dont le traitement a
été mal dirigé. La conduite à tenir alors se modifie
suivant une foule de circonstances ; cependant, parmi
les médicamens intérieurs qui m'ont paru utiles, je
dois indiquer les martiaux et la rhubarbe à petites
doses.

Constipation. Dans les cas de constipation complète
déjà ancienne, les lavemens, les douches et les bains
n'ayant produit aucun soulagement, si la dilatation
n'est pas praticable ou que les accidens ne laissent pas
le temps d'y recourir, il faut bien, pour éviter l'iléus,
avoir recours aux purgatifs (huile de ricin, résine de
jalap, et aloès de préférence), mais seulement alors.
Dans tous les autres cas il faut savoir résister aux instances des malades qui demandent à être purgés, ne
comprenant pas que ce genre de médication aggrave
l'affection principale. On doit aussi proscrire les injections narcotiques qui, en calmant les ténesmes, ne
font que retarder la *débâcle* et la rendre plus laborieuse. L'intestin étant ensuite complétement vidé,
on se hâte d'employer la dilatation, et, si la constipation survient pendant le cours du traitement, elle
cède facilement aux bains, aux lavemens et aux douches.

Iléus et Péritonite. Quand on ne parvient pas à
procurer des évacuations alvines, on voit survenir
la sensibilité extrême du ventre ; le météorisme, le

frisson général, la prostration, le vomissement bilieux et quelquefois fécal, la faiblesse du pouls, les sueurs froides, le hoquet. Tous ces symptômes appartiennent également à l'iléus et à la péritonite, ce qui fait présumer l'existence simultanée de ces deux affections, simultanéité que tendent à prouver d'une part les adhérences anciennes qu'on trouve souvent, après la mort, entre les organes du bas-ventre, et de l'autre l'efficacité des sangsues appliquées en grand nombre sur l'abdomen, des fomentations émollientes et des bains dans tous les cas d'accidens graves produits par la rétention des matières fécales, comme dans ceux de simple péritonite.

Fièvres intermittentes. Si une fièvre intermittente persistait après le rétablissement du cours des matières, l'affection du rectum ne contre-indiquerait pas l'usage du sulfate de quinine.

Corps étrangers. Nous avons vu les accidens les plus graves résulter de la présence de corps étrangers, même d'un petit volume, situés hors de la portée des instrumens ordinaires ; la pince à trois branches du lithotriteur me semblerait pouvoir être utile pour leur extraction. Les malades comprendront combien ils doivent user de précautions dans leurs repas pour prévenir cette complication.

Fistules. J'ai rencontré cinq ou six fistules anales, toutes d'un court trajet, et qui ont guéri en peu de jours par la simple incision, sans que je fusse obligé de suspendre la dilatation. Les fistules recto-vaginales et recto-vésicales sont presque toujours incurables, parce qu'elles sont ordinairement le résultat de la désorganisation des tissus. Les ulcères fistuleux des grandes lèvres s'étendent parfois jusqu'au rectum et présentent alors quelques difficultés de traitement. Il est rare cependant qu'on ne vienne pas à bout de les guérir, lorsque les malades se soumettent à l'incision et à la cautérisation.

Constriction de l'anus. La constriction permanente de l'anus, par induration, doit être traitée par l'incision, comme la *fissure*.

Incontinence des matières. La plupart des malades chez qui l'extirpation de l'extrémité inférieure du rectum a réussi, ont la faculté de retenir leurs matières. Mais quand c'est une maladie organique qui a détruit les sphyncters, l'incontinence des matières fécales qui en résulte est sans remède. Il ne reste plus contre cette dégoûtante infirmité que l'attention de se bien garnir.

Je n'en finirais pas si je voulais indiquer le traitement des tumeurs, excroissances ou exanthèmes de l'anus ou de sa marge, les maladies du vagin, de l'utérus, de la prostate et de la vessie, qu'on rencontre chez les individus affectés de rétrécissement du rectum.

ANUS ARTIFICIEL.

J'ai déjà fait pressentir qu'il devait y avoir, et les faits prouvent qu'il y a des rétrécissemens dans lesquels aucun moyen de traitement ne ralentit les progrès vers une oblitération complète. Le tissu qui les forme, parfaitement homogène, ne conserve les caractères d'aucun de ceux qu'il remplace, et ne ressemble en aucune façon au cancer. Il se condense, s'atrophie, s'absorbe, et finirait par disparaître entièrement, si la vie pouvait continuer sans la portion d'intestin qu'il constitue. Quand les choses en sont venues là, il n'est plus temps d'employer la dilatation pour favoriser l'absorption intersticielle et faire rentrer dans le torrent circulatoire des particules qui en sont sorties depuis long-temps et sans retour. L'impossibilité de rétablir le cours naturel des matières devient constante, et il n'y a d'autre ressource pour conserver la vie que l'établissement d'un anus artificiel. Ici se présentent une foule de questions sur l'opportunité de l'opération ainsi que sur l'époque et le procédé les plus convenables pour la pratiquer. Ces questions trouveront naturellement leur place après l'exposé des deux faits les plus remarquables que la science possède. Ils résument parfaitement nos connaissances sur ce sujet et devront servir de guide aux médecins qui seraient appelés à faire une opération trop rare encore pour qu'elle ait pu déjà être soumise à des règles ; c'est ce qui m'a engagé à n'en rien retrancher.

Littre, le premier, proposa en 1720 l'opération de l'anus artificiel pour un cas d'imperforation du rectum ; M. Dubois l'a pratiquée sans succès en 1783 ; l'enfant à qui Duret de Brest la pratiqua, en 1793, vivait vingt-cinq mois après ; mais son anus artificiel était alors compliqué d'un double renversement d'intestin. M. Martland l'a exécutée avec bonheur, en 1814, sur un adulte.

---

*Histoire d'un cas de formation heureuse d'*ANUS ARTIFICIEL *chez un adulte, par* Daniel Pring, *avec un récit d'une opération analogue, dans deux autres cas, par* Freer.

Le cas qui forme le principal sujet du mémoire suivant, tire le peu d'intérêt qu'il peut avoir de deux circonstances, celle de la rareté d'une semblable opération en chirurgie, et celle du succès dans un cas où l'expérience générale fesait craindre une issue défavorable.

Madame White, veuve, mais n'ayant jamais eu d'enfans, âgée de soixante-quatre ans, ayant joui généralement d'une bonne santé, éprouva, dans l'été de 1819, de vives douleurs dans l'abdomen ; elles se faisaient surtout ressentir du côté gauche, un peu au-dessous des côtes ; ses selles contenaient souvent du sang avec beaucoup de mucosités ; sa maladie fut considérée comme une dyssenterie, et fut traitée par le mercure, l'ipécacuanha, l'opium et les minoratifs salins. Au bout de quinze jours la bouche s'affecta, les dents vacillèrent, il se forma un ulcère sur une des joues. Le mercure, interrompu pendant huit jours, fut repris parce qu'il avait paru amender les symptômes de la maladie ; mais la bouche s'étant affectée de nouveau, il fallut y renoncer. Cette dame quitta Bath, assez bien rétablie, et retourna chez elle ; là elle eut, vers noël suivant, une nouvelle inflammation de l'intestin avec constipation opiniâtre : elle était sujette à la diarrhée, et, quand cette diarrhée se supprimait, elle ne pouvait aller à la selle qu'à l'aide de purgatifs.

Madame White revint à Bath en février 1820 ; elle me parla alors pour la première fois d'une obstruction qu'elle éprouvait dans les voies inférieures ; tout, disait-elle, paraissait s'arrêter en un point, et quand les matières avaient franchi cet obstacle, elle se trouvait soulagée des douleurs qu'elle éprouvait. Ayant introduit mon doigt dans le rectum, je ne reconnus aucun point malade. J'introduisis alors une bougie rectale qui rencontra un obstacle, à environ quatre pouces de l'anus ; la bougie fut introduite tous les deux jours, et, à la troisième ou quatrième introduction, elle passa librement au delà de ce que j'avais cru être un rétrécissement. Je ne sais si cette coarctation existait précédemment ou avait été déterminée par l'irritation de la bougie. Une bougie de médiocre grosseur pénétra jusqu'à sept pouces ; là, elle fut complétement arrêtée : une bougie uréthrale n'alla pas plus loin, et je la ployai en essayant de forcer le passage. Après des tentatives réitérées avec des bougies de diverses grosseurs, le résultat fut si peu satisfaisant qu'il ne fut plus permis d'attendre aucun avantage de ce mode de traitement ; je l'abandonnai. Les symptômes n'éprouvèrent ultérieurement que peu de changement. Tant que le ventre était tenu libre par l'usage régulier de l'huile de ricin, du sel d'epsom, etc., la souffrance était adoucie ; mais, comme il arrivait quelquefois que ces moyens n'avaient pas de succès, il survenait une constipation dont les plus puissans purgatifs triomphaient à peine, aidés par des lavemens de savon, d'aloès, etc. C'était à grande peine qu'on avait obtenu des selles presque tous les jours jusqu'au 25 juin ; mais alors l'obstruction, qui avait toujours crû, parut être devenue complète. L'art s'épuisa en vains efforts pour procurer des évacuations ; les sels, le séné, l'aloès, la coloquinte, le jalap, la scammonée, la gomme-gutte, l'élatérium, le calomel furent donnés aux plus hautes doses et diversement combinés. L'huile de ricin fut donnée à la dose de trois onces, et comme les vomissemens étaient rares, ces médicamens étaient généralement gardés. On administra aussi des injections de différentes sortes et par différens moyens, elles furent quelquefois gardées pendant une demi-heure à la dose de quatre ou six onces, puis violemment expulsées. On essaya de passer une sonde flexible au delà de l'obstacle, afin de pouvoir introduire des lavemens au-dessus du siège du mal. Il n'est pas certain qu'on ait atteint le but mécanique de cette opération. Le pouls était d'environ quatre-vingt-dix pulsations, rarement au-dessus de cent. La langue était sèche et nette. Point de vomissemens à moins qu'ils ne fussent excités par la présence de remèdes ou d'alimens. L'abdomen était considérablement distendu et légèrement sensible, la malade fut saignée une fois sans aucun amende-ment, plutôt par précaution que par nécessité; et tous les autres moyens ayant échoué, on donna le laudanum à hautes doses, sans espérance raisonnable et sur la supposition de l'existence d'un spasme.

Il devenait évident que l'obstacle, quelle qu'en fût la cause, était insurmontable. Pensant que la mort allait bientôt s'en suivre, comme dans le cas cité par M. White, je résolus de donner à ma malade une chance de vie, en pratiquant un anus artificiel, si elle y consentait. J'avais entendu dire vaguement qu'une telle opération avait été faite par M. Freer de Birming-gham; mais à cette époque, je ne connaissais pas exactement les détails du cas et de l'opération. Je proposai cette dernière ressource à ma malade, qui ne s'y opposa pas. Néanmoins je voulus avoir l'avis de M. George Norman, qui, après avoir examiné attentivement la malade, pensa que l'établissement d'un anus artificiel était la seule ressource qui pût prolonger sa vie.

Le lendemain, sept juillet, douze jours depuis le commen-cement de la rétention totale des fèces, je me rendis auprès de la malade avec M. Georges Skinner. Nous trouvâmes que son état, loin de s'être amélioré, avait empiré par la prolongation des souffrances. La malade, désireuse de vivre à quelque prix que ce fût, consentit à l'opération. En conséquence, l'ayant placée sur une table, je fis, au côté gauche de l'abdomen, une incision commençant environ à deux pouces au-dessus, et à un pouce en dedans de l'épine antérieure supérieure de l'os iliaque; cette incision fut étendue obliquement en bas et en dedans jusqu'à trois quarts de pouce du bord du ligament de Poupart. Le fascia qui couvre les muscles abdominaux fut ainsi mis à découvert dans l'étendue de trois à quatre pouces. Une ouverture fut alors pratiquée à travers les muscles oblique externe, oblique interne et transverse, puis agrandie à l'aide d'un bistouri conduit sur mon doigt dans l'étendue de l'incision externe. Le péritoine étant mis à nu, une petite ouverture fut pratiquée dans cette membrane, puis agrandie dans l'étendue de deux à trois pouces. La malade étant violemment agitée et le diaphragme et les muscles abdominaux se contractant avec force, une masse considérable d'intestin grêle fut poussée au dehors, par la partie supérieure de la plaie; mais elle fut bientôt replacée. Le colon fut ainsi mis pleinement à découvert un peu au-dessus de sa courbure sigmoïde; et, dans ce lieu, je fis une incision d'un pouce et demi en longueur. Cette incision fut faite du côté gauche de l'intestin dans la vue d'éviter quelques petites branches de l'artère mésentérique inférieure qui se distribuaient du côté droit. Le contenu des intestins fut immédiatement expulsé avec une grande force et à une distance considérable. A mesure que les matières s'échappèrent, l'intestin revint sur lui même et il commença à quitter sa place. En conséquence une ligature fut passée à la partie inférieure de l'ouverture et maintenue dans la plaie extérieure jusqu'à ce que les intestins fussent complétement vidés. L'obstacle ne put être senti par le doigt introduit dans la plaie, aussi ne fit-on aucune tentative pour en triompher par cette voie. L'ouverture de l'intestin fut unie à la plaie extérieure par quatre sutures ; une en haut, une en bas et une de chaque côté. La plaie des tégumens fut réunie à ses angles par deux sutures au-dessus et une au-dessous de l'ouverture de l'intestin. Elle fut alors pansée avec des bandelettes agglutinatives au-dessus et au-dessous de l'ouverture de l'intestin, et celle-ci fut couverte d'une légère compresse ; la malade fut mise au lit.

L'opération ne fut suivie que d'un très-léger trouble général. Il n'y eut pas de vomissement. La malade se sentit soulagée de la douleur que causait la distension : elle eut plusieurs selles liquides, prit du gruau et dormit un peu dans le courant de la nuit. Le lendemain, la plaie avait un bon aspect, le pouls était entre 100 et 110, la langue sèche, l'abdomen très-peu sensible. Elle prit quelques apéritifs, du gruau et du bouillon. Le troisième jour, la plaie était très-enflammée, et les points de suture disposés à s'ulcérer. Les tégumens ne s'étaient réunis que dans une étendue assez peu considérable ; en somme, l'aspect général de la malade était défavorable. Son pouls était fréquent et faible, et la langue sèche et ulcérée. On proposa de couper les sutures ; mais comme la réunion était encore très-imparfaite, on craignit que les intestins grêles ne fussent poussés au dehors ; d'ailleurs nous ne comptions guère sur un résultat favorable, et M. Norman observa qu'il était peu à craindre que les sutures ne coupassent la peau, attendu qu'elles dureraient autant que la malade. A cette époque on ne pouvait pas raisonnablement s'attendre à une autre issue. L'inflammation de la plaie, qui était de nature érésypélateuse, continua à s'accroître, et, en huit ou dix jours, elle produisit une gangrène étendue et la destruction complète de la peau, du tissu cellulaire, du fascia dans l'espace de plusieurs pouces autour de la plaie. Le colon fut mis à nu dans toute l'étendue de l'incision qui y avait été pratiquée ; ses bords se renversèrent. Sa couleur était d'un rouge foncé et l'on vit qu'il avait contracté des adhérences solides avec le rebord musculaire qui l'entourait ; durant ce travail de gangrène, la plaie fut couverte de cataplasmes et la malade prit du quinquina, de l'ammoniaque, une confection aromatique, du vin de Porto, du bouillon et des dépuratifs. La bouche, la langue et la gorge, qui étaient couvertes d'aphtes et d'ulcérations, furent plusieurs fois lavées avec une solution d'alun dans du miel et de l'eau.

L'inflammation, qui avait couvert presque tout l'abdomen et les hanches, avait diminué; la gangrène s'était bornée environ quinze jours après l'opération. Il y avait alors une plaie large, béante et de mauvais aspect. La destruction du tissu cellulaire et du fascia sous la peau avait été si considérable qu'une sonde en atteignait à peine les limites, dans quelque direction que ce fût. Les forces étaient tellement tombées qu'il n'était guère possible d'espérer la cicatrisation d'une plaie aussi étendue. Elle guérit cependant avec lenteur, et l'adhésion des surfaces d'une large poche qui s'étendait depuis la plaie jusque vers les côtes et dans le dos, fut favorisée par un séton.

Durant les quatre ou cinq premières semaines après l'opération, la malade ne put évacuer volontairement ses urines. Il fallut la sonder deux fois par jour. Elle eut, dans le courant de la cicatrisation de la plaie, des frissons suivis de fièvre, de sensibilité de l'abdomen, quelquefois de vomissement, elle eut plusieurs attaques d'une inflammation érysipélateuse qui couvrit quelquefois presque tout le dos, les hanches, les fesses et la partie postérieure des cuisses. La région du sacrum s'ulcéra. Cet accident fut très-incommode à cause de la sensibilité de la peau, entretenue par le décubitus de la malade sur le dos, et par l'impossibilité de la tenir toujours sèche, les matières fécales s'écoulant presque continuellement.

Malgré tous les obstacles et tous les accidens qui s'opposèrent à la guérison, l'état de la malade s'améliora graduellement par des efforts et des soins assidus. Quand sa santé générale était bonne, la guérison de la plaie fesait de rapides progrès; mais rarement il y avait un amendement continu pendant plusieurs jours de suite; il survenait de la fièvre, un érysipèle, du malaise ou quelque autre chose qui retardait la guérison. C'était un travail contrarié et précaire qui demandait beaucoup de ménagemens. Les matières fécales semblaient irriter beaucoup la peau. Il est probable que l'inflammation doit être surtout imputée à cette qualité irritante.

Si l'on demandait une preuve additionnelle de la nécessité de l'opération dans ce cas, on la trouverait dans la circonstance que la malade n'a eu aucune espèce d'évacuation par l'anus naturel durant les trois premiers mois qui suivirent l'opération. Comme elle prenait habituellement des médicamens apéritifs, le contenu des intestins était toujours fluide, et leur mouvement péristaltique était extraordinairement excité. Comme la continuité du colon était conservée, il faut en conclure qu'à moins que l'obstacle eût été absolument imperméable, quelques matières fluides auraient passé dans le rectum pendant un aussi long espace de temps, et en auraient été expulsées comme les lavemens l'étaient avant l'opération. Je pensai donc que l'intestin était imperméable et que la portion située au-dessous de la plaie, s'était resserrée par défaut de distension et s'oblitérerait avec le temps ; mais cette conjecture était erronée, comme le sont souvent les conjectures. Le premier octobre, plus de trois mois depuis l'arrêt complet du cours des matières, une portion de fèces indurée et allongée, passa par l'anus naturel. Depuis, la même évacuation s'est reproduite irrégulièrement. Mais ces matières ont un trop petit volume pour qu'on puisse espérer que le calibre de l'intestin se rétablisse jamais.

L'ouverture artificielle n'a montré aucune disposition à se resserrer ; les bords de l'incision de l'intestin, dans le cours de la première quinzaine, s'étaient réunis dans une très-petite étendue, aussi l'ouverture est-elle coupée, à sa partie inférieure, par une bride qui laisse, en haut, un large pertuis et un petit en bas. Les fèces s'écoulent surtout par le premier. Il y a environ un mois, la malade a eu une attaque d'apoplexie, suivie d'une complète paralysie du bras droit. Elle fut saignée, purgée et couverte de vésicatoires. Le bras fut plusieurs fois plongée dans l'eau chaude, et frotté avec un liniment stimulant. Elle reprit l'usage de son bras en

quatre jours et sa santé fut aussi bonne qu'auparavant.
Quinze jours après l'attaque, elle se plaignit de douleurs, de vertiges, d'un sentiment de pesanteur dans la tête,
et elle eut une nuit agitée. On lui fit des scarifications à la
nuque, au moyen desquelles on retira dix onces de sang, et
on la purgea avec une prise de calomel, de sels et de séné. En
peu de jours elle fut délivrée de ses souffrances.

L'anus artificiel est maintenant établi depuis cinq ou six
mois. L'objet de l'opération a été complétement atteint. La
santé paraît bonne, et cette dame n'a plus éprouvé les accidens dyssentériques auxquels elle était sujette auparavant.
Son pouls est ordinairement de soixante-dix pulsations, sa
langue nette, son teint fleuri, sa digestion bonne et son estomac tire si bien parti des alimens, qu'elle peut se contenter
d'un régime très-sévère. Elle a repris son embonpoint en
grande partie; elle peut se lever et même se promener dans
la maison, mais elle ne s'est pas hasardée souvent à cette
dernière expérience. Elle a généralement une ou deux selles
par jour, et, à tout prendre, elle n'éprouve pas, du mode
d'évacuation, autant d'inconvénient qu'on aurait pu s'y attendre. Quand elle est debout, l'intestin a une grande disposition à la procidence. Il n'en serait pas ainsi, si la peau qui
le couvrait, ne s'était pas malheureusement gangrénée; cependant, le prolapsus n'est pas considérable. C'est simplement
un allongement de la partie de l'intestin qui est à découvert.
On espère que cette disposition au prolapsus diminuera, quand
on sera parvenu, à l'aide de l'expérience, à améliorer l'appareil
qu'elle porte. Elle a un bandage à peu près semblable au bandage pour l'exomphale, construit avec un ressort circulaire, et
une large pelotte qui contient un ressort à boudin et qui est
maintenue en place au moyen de courrôies. Mais cet appareil ne fait pas aussi bien qu'une compresse maintenue par
une bande que l'on serre fortement autour d'elle.

Cet anus artificiel fut pratiqué plutôt d'après l'analogie des
hernies étranglées, que d'après des précédens. J'ai depuis
trouvé qu'une incision dans le colon a été faite pour la première

fois par M. Duret, chirurgien à Brest, sur un enfant né avec un anus inperforé, sur qui la terminaison du rectum ne put pas être découverte par une incision pratiquée au lieu naturel de cette ouverture. Ce cas qui est, je crois, le seul, a été rapporté par Sabatier. M. Callisen, chirurgien de Copenhague, a proposé de mettre à découvert le côté gauche du colon dans la région lombaire, où il le suppose en dehors de péritoine, et d'y faire une incision entre le bord des fausses côtes et la crète de l'ilion, parallèle au bord antérieur du carré des lombes. Cette opération a été pratiquée sur le cadavre avec difficulté par M. Callisen; et son exemple ne doit pas être imité sur le vivant, car il ne promet aucun avantage (1).

Depuis j'ai appris que M. Freer avait pratiqué une opération semblable. En voici le détail tel qu'il me l'a donné : « Le
» 24 décembre 1817, je fus prié de me trouver en consulta-
» tion avec les docteurs Johnstone et Delys, de Birmingham,
» et M. Short, chirurgien de Solihull, pour M. Lowe, riche
» fermier, demeurant à environ 7 milles de Birmingham.
» M. Lowe, agé d'environ 47 ans, régulier et tempéré dans
» toutes ses habitudes, avait joui d'une bonne santé non inter-
» rompue; mais, il y a quinze mois, il commença à souffrir d'une
» dyspepsie accompagnée d'une diminution dans la sécrétion
» de la bile. Le D. Jonhstone lui avait prescrit par intervalles,
» et avec un avantage momentané, des mercuriaux, au point de
» produire une légère affection des gencives; il avait aussi or-
» donné quelques toniques. Le malade avait aussi fait usage
» de l'eau de Leamington. Au moment où je le vis, il se
» plaignait d'une douleur sourde et fixée à la partie inférieure
» du ventre, et il était troublé de flatuosités et d'autres
» symptômes dyspeptiques. Il était extrêmement constipé, et
» les *fèces* étaient comprimées d'une manière extraordinaire; il
» avait aussi quelque difficulté à uriner.

(1) M. Roux a pratiqué une fois l'opération suivant la méthode de Callisen; mais l'enfant mourut deux heures après l'opération.

(Note du traducteur.)

« En introduisant le doigt dans l'anus, nous reconnûmes
» qu'il existait une contraction du rectum, mais située si haut
» qu'elle pouvait à peine être atteinte par l'extrémité du doigt.
» La prostrate était considérablement tuméfiée. Il fut conve-
» nu dans la consultation qu'on administrerait fréquemment
» des lavemens et qu'on emploierait des moyens mécaniques,
» pour triompher, s'il était possible, du rétrécissement du
» rectum; en conséquence des bougies rectales furent em-
» ployées pendant plusieurs semaines. L'état général du
» malade parut s'améliorer et lui permit de faire un exercice
» modéré pour les affaires de sa maison. Mais il conservait
» une grande difficulté à rendre ses selles, et leur aspect mon-
» trait que le rectum était aussi resserré que jamais. M. Short
» nous apprit qu'il ne pouvait porter la bougie au-delà de
» cinq pouces dans l'intestin. Évidemment la maladie fesait
» des progrès. Dans ces circonstances, le docteur Delys et
» moi, nous eûmes une nouvelle consultation avec M. Short.
» Le malade, qui n'avait pas eu de selles depuis le 27, était
» très-mal à son aise; le ventre, quoiqu'il ne fût pas plus
» douloureux qu'à l'ordinaire, était très-tendu. De petites
» doses d'élatérium furent prescrites, ainsi que des lave-
» mens d'aloès, mais sans succès.

» Le 3 février nouvelle consultation. Le malade n'avait
» point eu de selles et avait vomi, accident très-peu ordi-
» naire chez lui. Son ventre était gonflé et dur sans être
» sensible à la pression. Son pouls était vif, et sa contenance
» exprimait beaucoup d'anxiété. Nous examinâmes de nou-
» veau le rectum, mais sans atteindre complètement le
» rétrécissement, et nous ne pûmes faire passer aucune bou-
» gie, même les plus petites, à travers la partie rétrécie. Dans
» ces circonstances il fut jugé convenable de faire une tenta-
» tive pour surmonter à l'aide du bistouri le rétrécissement
» de l'intestin; j'introduisis le mieux que je pus un long bis-
» touri (1) guidé par le doigt indicateur, le long de la face

(1) L'instrument que j'employai peut à peine être appelé un bistouri

» concave du sacrum jusqu'à ce que je rencontrasse une résis-
» tance qui empêchât l'instrument d'aller plus loin ; mais
» tous mes efforts pour diviser le rétrécissement furent im-
» puissans, et, après la sortie de quelques gaz et d'un peu de
» sang, mais non de matières fécales, le malade fut remis
» au lit : il prit un opiat et un bain tiède. Le lendemain,
» nous le trouvâmes soulagé; il avait passé une meilleure nuit
» que nous n'avions pu nous y attendre, il n'avait plus de
» nausées; mais il n'était toujours point allé à la selle malgré
» plusieurs doses d'huile de ricin et des lavemens émol-
» liens.

» Il devint évident qu'il n'y avait rien à attendre de l'usage
» des remèdes, la mort était inévitable; nous nous décidâmes
» donc à proposer au malade comme dernière ressource une
» opération qui certainement était hasardeuse, mais que
» l'état désespéré de M. Lowe semblait justifier. C'était l'é-
» tablissement d'un anus artificiel dans la région iliaque
» gauche. M. Lowe consentit à subir une opération, quelle
» qu'elle fût, pour se conserver à sa nombreuse famille.

» La possibilité d'une semblable opération s'était présentée
» au docteur Delys et à moi, deux ans auparavant. C'était
» sur un enfant né sans anus et chez lequel on ne put atteindre
» le rectum à l'aide d'un trois-quart. Nous pensâmes que le
» seul moyen de sauver la vie de cet enfant était de pratiquer
» un anus artificiel, en ouvrant le colon dans la fosse iliaque
» gauche. Je pratiquai l'opération : une grande quantité de
» méconium fut évacuée et, durant les trois semaines que
» l'enfant vécut, les matières passèrent librement par la plaie;
» l'enfant tétait et dormait bien; il semblait ne pas souffrir,
» mais il mourut de marasme. L'intestin ouvert adhérait
» fermement à la plaie des parois de l'abdomen, et il n'y avait
» aucune apparence d'inflammation des intestins ou des

c'était plutôt un trois-quart plat, d'environ six pouces de long. Je l'introduisis dans la canule jusqu'à l'obstacle; un ressort fit alors sortir la
lame, et je m'en servis comme d'un bistouri.

» autres viscères. Dans ce cas, quoiqu'elle se soit terminée d'une
» manière fâcheuse, l'opération avait sans aucun doute pro-
» longé la vie de l'enfant, et elle semblait nous autoriser à la
» recommander pour M. Lowe. Différens cas rapportés par
» les chirurgiens nous ont appris que les blessures du colon
» sont, toutes choses égales d'ailleurs, moins dangereuses
» que celles des autres intestins. C'est pour cela que nous
» regardâmes le colon comme le point le plus convenable
» pour l'établissement d'un anus artificiel. En outre, une
» ouverture dans la courbure sigmoïde trouble moins les
» fonctions de la nutrition que si elle était pratiquée sur un
» point quelconque de l'intestin grêle.

» Mais comme nous voulions attendre qu'une opération
» aussi hasardeuse devînt absolument indispensable, nous
» crûmes devoir encore la différer. Le lendemain, 5 février,
» M. Short nous écrivit que M. Lowe avait eu une nuit très-
» agitée, qu'il avait vomi plusieurs fois, qu'il était très-fati-
» gué par le hoquet, qu'il se plaignait de douleurs dans tout
» le ventre et qu'il désirait notre présence, résolu qu'il
» était de se soumettre à une opération quelle qu'elle fût.

« Depuis plusieurs jours nous avions réfléchi à cette opé-
» ration, et nous étions tombés d'accord que le lieu d'élection
» pour l'incision externe, était la région iliaque gauche, un
» pouce environ au-dessus de l'épine antérieure supérieure de
» l'ilion, et un ou deux pouces au devant de cette épine. En
» conséquence, je fis une incision d'environ trois pouces de
» long en ce point, et après avoir divisé avec précaution les
» muscles et le péritoine, je découvris le colon couvert par
» l'épiploon ; j'écartai avec quelque difficulté, à l'aide du
» doigt, l'épiploon, qui adhérait aux intestins, et après avoir
» fixé, par un point de suture, le colon à chaque angle de
» la plaie, je fis une incision longitudinale dans l'intestin,
» de deux pouces d'étendue. Il y eut immédiatement un jet
» considérable de matières liquides et très-fétides, et beau-
» coup de gaz s'échappèrent par l'intestin ouvert. Le ventre
» devint mou, et quoique M. Lowe se plaignît de sa plaie, il

» dit que ses douleurs avaient beaucoup diminué. Il dut
» prendre un bain tiède quelques heures après, et M. Short
» passa la nuit auprès de lui.

» En introduisant l'index dans la cavité de l'abdomen,
» avant d'ouvrir l'intestin, nous reconnûmes que l'intestin,
» ainsi mis à nu, était d'un volume considérable, et nous
» présumâmes que c'était le colon dont nous pouvions sentir
» distinctement la bande longitudinale. L'incision extérieure
» avait été faite à dessein aussi petite que possible, dans la
» crainte que les intestins, étant excessivement distendus,
» ne s'échappassent avec une grande violence par la plaie.
» Nous avions été tellement gênés par cet accident, en opé-
» rant sur des intestins de chien, que nous le redoutions ex-
» trêmement; mais M. Lowe supporta l'opération avec tant
» de calme, qu'il ne survint rien de pareil, et nous pûmes
» faire l'examen le plus attentif de l'intestin, avant de pro-
» céder à son ouverture. Après que l'intestin incisé eut été
» évacué abondamment, par sa contraction spontanée d'a-
» bord, puis par une injection d'eau chaude, j'introduisis
» l'index dans l'intestin, et, mon doigt cheminant en haut et
» en arrière, vers le rein gauche et en bas vers la courbure
» sigmoïde du colon, je fus confirmé dans l'opinion que
» c'était bien le colon que j'avais ouvert.

» Six février, lendemain de l'opération, M. Lowe, depuis
» que nous l'avions quitté, avait eu plusieurs évacuations
» liquides par la plaie, et il en était sorti beaucoup de vents.
» Le ventre était mou et sans douleur; mais le malade se
» plaignait de souffrir beaucoup dans les lombes. Son pouls
» était fréquent, et sa langue chargée; une mixture apéritive
» avec la rhubarbe et la magnésie fut prescrite, ainsi qu'un
» opiat le soir.

» Sept février, M. Short nous informa que M. Lowe s'é-
» tait plaint de vives douleurs dans le ventre, et que, ayant
» senti que son pouls devenait dur, il avait cru devoir tirer
» douze onces de sang du bras. La douleur avait diminué
» par la saignée; et le pouls, quoique fréquent, était devenu

» mou. Le malade se plaignait toujours de ressentir une
» douleur intolérable dans les lombes ; néanmoins, il rendait
» ses urines très-librement. La plaie avait un bon aspect ;
» et des matières fécales ténues s'étaient écoulées sans obs-
» tacle par l'anus artificiel. Il y avait des borborygmes con-
» tinuels dans l'abdomen, qui cependant était mou, et in-
» sensible à la pression.

» Huit février, comme les évacuations alvines ne s'étaient
» pas faites avec autant de facilité depuis la veille, on crut
» nécessaire d'injecter un lavement d'eau tiède par la plaie du
» colon. Le liquide passa sans peine et sans douleur, mais
» il n'entraîna point de matières fécales. La douleur dans les
» lombes persistait sans amendement ; le malade était fatigué
» par un hoquet presque continuel et par une soif très-grande.
» La langue était sèche, chargée et le pouls fréquent. Une
» purgation avec le calomel et la rhubarbe fut prescrite, et
» un opiat pour le soir ; et M. Lowe dut prendre, au moment
» où le hoquet était le plus pénible, une cuillerée à bouche
» d'une mixture camphrée où entraient l'élixir parégorique et
» l'éther sulfurique.

» Neuf février, le purgatif avait fort bien agi. L'opiat
» avait été pris le soir ; mais la nuit n'en avait pas été moins
» agitée ; et le hoquet était toujours très-fatigant.

» Dix février, point de changement notable. L'intestin
» adhérait évidemment à la plaie ; je pensai pouvoir retirer
» les ligatures, qui s'étaient relâchées. Le malade avait eu
» encore une nuit sans repos.

» Onze février, M. Lowe avait passé une nuit un peu
» meilleure ; mais il était extrêmement abattu, et la phy-
» sionomie exprimait l'anxiété. Jusqu'alors il n'avait pas eu
» d'appétit, et il ne pouvait pas dire qu'il en eût à ce moment
» ou que cet appétit fût naturel ; mais il se plaignait de sentir
» son estomac *tomber*, et il ne se délivrait de cette sensation
» qu'en prenant très-fréquemment des alimens en très-pe-
» tite quantité. Pendant long-temps et surtout depuis que
» l'obstacle s'était invétéré, il n'avait vécu que d'alimens

» liquides, très-légers et très-substantiels ; ses boissons
» avaient toujours été de l'espèce la plus douce, de l'eau
» d'orge par exemple. Depuis hier, comme il se sentait ex-
» trêmement faible, il lui avait été permis, sur sa propre
» demande, de prendre un peu d'eau et de vin. Son pouls
» était très-fréquent et très-faible, sa langue nette, mais
» sèche ; la soif intolérable, et la bouche pâteuse.

» Douze février, M. Lowe paraissait mieux, et il avait
» passé une nuit plus tranquille. Il avait eu plusieurs selles,
» quelques-unes semblables, en apparence, au méconium,
» et d'autres d'une couleur verdâtre comme celles d'un en-
» fant. Le hoquet durait et était toujours très-pénible. Le
» malade avait évacué, par l'anus, une grande quantité d'un
» fluide très-foncé, qui ressemblait à du sang dans un état
» de putréfaction, mêlé à un peu de matière excrémenti-
» tielle. On lui prescrivit une mixture apéritive avec la tein-
» ture de rhubarbe.

» Treize février, nuit très-agitée ; et quoiqu'il eût eu
» un peu de sommeil, le malade ne s'en trouvait pas rafraî-
» chi, il croyait n'avoir pas dormi du tout. Il paraissait plus
» inquiet et plus abattu que jamais, il désespérait de sa gué-
» rison. Son pouls était très-fréquent et très-faible, la peau
» froide et visqueuse ; la soif très-vive, nul appétit ; néan-
» moins le malade continuait à prendre de petites gorgées
» d'eau et d'eau-de-vie, ou d'eau et de vin. Il avait eu plu-
» sieurs selles semblables à celles de la veille. L'état de
» M. Lowe était tel qu'il ne laissait plus aucun espoir de
» salut ; cependant, comme le ventre était tendu, et que les
» selles n'étaient pas naturelles, on jugea convenable de
» revenir à la teinture de rhubarbe, afin de réveiller l'action
» des intestins et de faciliter la sortie des gaz et des ma-
» tières ; ce qui lui procurait toujours du soulagement.
» Depuis la veille, l'intestin s'était renversé d'environ trois
» pouces ; chute semblable à celle de l'anus, mais on le
» replaça facilement, et il fut maintenu à l'aide d'un ban-
» dage légèrement compressif.

» Quatorze février, en nous rendant, M. Delys et moi,
» à Solihull, nous rencontrâmes un messager de M. Short
» qui nous apprit que M. Lowe était mourant. Nous priâmes
» M. Short de demander l'ouverture du corps ; mais ni lui
» ni nous ne pûmes l'obtenir des parens du défunt. »

Ainsi, il paraît que sur quatre cas, la formation d'un anus
artificiel par l'incision du colon a réussi dans deux : une fois
dans un cas d'anus imperforé, et la seconde dans un cas d'un
rétrécissement insurmontable. Dans les deux cas malheureux, la réussite a été si voisine, qu'on regardera peut-être
leur issue funeste plutôt comme une exception que comme un
résultat constant.

Je reviens à l'observation de ma malade, M. de White. Il
est bon de remarquer que les inconvéniens d'un anus artificiel ne sont pas tels dans sa position qu'ils lui fassent regretter le parti qu'elle a pris de se soumettre à l'opération.
Au contraire, loin qu'elle ait à s'en plaindre, je pense que sa
position a été améliorée tant au moral qu'au physique; car elle
n'est plus en quête de quelque chose qui l'intéresse, et elle
a maintenant une occupation pour le reste de ses jours.

Bath, 12 décembre, 1820 (1).

Après ce qui précède, je ne m'arrêterai pas à
prouver que l'opération de l'anus artificiel doit être
pratiquée dans quelques cas de rétrécissement du rectum. Il ne s'agit plus que de déterminer ces cas et de
faire choix du mode opératoire.

Quoique, en général, il ne faille avoir recours aux
grandes opérations que quand elles sont devenues
indispensables pour sauver la vie des malades, on doit
bien se garder de pousser à l'extrême l'application

____

(1) The London medical and physical journal. Vol. XLV., p. 1. Janvier 1821.

d'un aussi excellent précepte. Si l'on attendait en effet que toute issue fût absolument interceptée aux matières par la voie naturelle, avant de leur en ouvrir une artificielle, il arriverait le plus souvent que le malade mourrait d'un iléus qu'on aurait pu prévenir, ou qu'on pratiquerait l'opération dans des conditions très-défavorables à son succès. J'ai eu beau fouiller dans les auteurs, je n'ai trouvé qu'un seul cas d'oblitération complète, celui de Talma, et encore ce fait est si extraordinaire qu'on l'aurait cru impossible *à priori*. Au contraire, la plupart des rétrécissemens qui causent la mort *par la rétention des matières*, conservent un certain diamètre, et les individus qui les portent sont toujours avertis du danger qui les menace, par un ou plusieurs iléus très-graves. C'est au médecin à savoir saisir le moment où cet accident devient plus redoutable que les suites de l'opération. Talma en était à ce point déjà long-temps avant sa mort, et si ses médecins avaient eu connaissance des deux faits dont je viens de donner la traduction, et qui avaient été publiés à Londres cinq ans auparavant, ils seraient tombés d'accord sur la nature de sa maladie; ils auraient promptement recouru au seul remède possible, et l'opération de l'anus artificiel aurait eu d'autant plus de chances de succès qu'on avait affaire à un sujet robuste et courageux.

Quant au mode opératoire, les dangers que l'on court en cherchant à éviter le péritoine sont si graves que, quelque élevée que soit la coarctation, on doit renoncer pour toujours à la méthode de Callisen, dans laquelle on ouvre le colon par son côté postérieur à travers une plaie profonde pratiquée dans le flanc, et lui préférer celle de Littre, qui consiste à l'attaquer directement par son côté antérieur, en intéressant les deux feuillets de la membrane séreuse. Mais les modifications apportées à cette dernière méthode ne mettant pas à l'abri de la péritonite et de l'érysipèle phlegmoneux ou gangréneux des parois abdominales, je proposerai tout à l'heure un procédé qui, je l'espère, rendra plus rares ces deux redoutables accidens.

Les points de suture pratiqués pour empêcher le déplacement de l'intestin et pour maintenir en rapport constant les incisions, préviennent jusqu'à un certain point l'épanchement des matières dans la cavité séreuse, et par suite l'espèce de péritonite qui en est le résultat inévitable; mais l'irritation qu'ils causent par la constriction des tissus, donnera souvent lieu à des érysipèles très-graves. Ces points de suture ne s'opposent d'ailleurs que très-faiblement à l'infiltration des humidités stercorales dans le tissu cellulaire sous-cutané, inter-musculaire et sous-péritonéal de la paroi du ventre. Cette infiltration est d'autant plus dangereuse que l'anus artificiel est pratiqué dans un point de l'intestin plus rapproché de l'anus, et que les matières y sont retenues depuis plus long-temps; c'est même pour cela que les anus contre nature résultant d'entérocèles étranglées ne sont jamais suivis de décollement et de destruction des tégumens aussi étendue que celle qu'éprouva la malade à qui Daniel Pring fit l'opération de l'anus artificiel.

Si j'avais à établir un anus artificiel dans un cas de rétrécissement du rectum, je n'opérerais pas, à moins d'un danger imminent, pendant que le malade serait en proie à l'iléus. Je profiterais, au contraire, d'une de ces longues périodes de calme qui succèdent aux évacuations alvines abondantes. Je me fraierais lentement une route artificielle vers le point du colon que je voudrais ouvrir, en faisant en sorte de déterminer une adhésion intime entre les deux feuillets péritonéaux avant de les inciser, et j'attendrais l'entière cicatrisation de la route artificielle avant d'en ouvrir le fond, c'est-à-dire avant de la mettre en contact permanent avec des matières irritantes. Pour obtenir ces résultats, il faudrait faire plusieurs opérations distinctes ou plutôt une seule opération en plusieurs époques, de la manière suivante :

Première époque. *Affaiblir en un point la paroi abdominale et la réduire en quelque sorte à sa couche séreuse.* Ceux qui ont fait beaucoup d'autopsies savent avec quelle facilité on peut emporter la peau et les muscles de la paroi antérieure du ventre, sans en intéresser le feuillet péritonéal. Il serait donc aisé de faire une incision ou une perte de substance à la peau et aux muscles, jusqu'au péritoine qu'on respecterait. On ferait ensuite cicatriser séparément les parties divisées, en plaçant un corps étranger entre leurs lèvres. Mais si le malade, trop méticuleux, ne voulait pas entendre parler de l'instrument tranchant, et si l'on n'était pas trop pressé de terminer l'opération, des applications successives de pierre à cautère ou d'autres caustiques détruiraient, couche par couche, ces mêmes parties dans une certaine étendue. On attendrait ensuite qu'il se formât, à travers la paroi abdominale ainsi affaiblie, une hernie aux dépens de la portion évasée du colon ; on en favoriserait même le développement par la station et la progression. Il est présumable que, pendant l'accumulation des matières fécales, il serait facile de s'assurer, par le toucher, que c'est bien le colon qui s'engage dans l'ouverture anormale, et non pas l'intestin grêle ou tout autre organe de l'abdomen.

Deuxième époque. *Faire adhérer les feuillets viscéral et pariétal du péritoine et ouvrir l'intestin.* Les adhérences séreuses s'établissent trop lentement et ne sont pas assez constantes dans les hernies ordinaires pour qu'il faille compter ici sur ce travail morbide, sans qu'il soit provoqué par l'art. Je ne sais à quels accidens pourraient exposer des points de suture très-petits pratiqués, au moyen d'une aiguille courbe extrêmement déliée, entre l'intestin et la paroi abdominale réduite à peu près à la tunique séreuse, et formant sac herniaire ; mais ce serait, je crois, un bon moyen de produire une péritonite circonscrite. Des piqûres faites avec une aiguille rougie au feu produiraient probablement le même effet. Peut-être n'y aurait-il aucun danger à détruire, en une ou plusieurs fois, par la cautérisation, soit avec les caustiques, soit avec le fer rouge, la cloison qui sépare les matières fécales du canal artificiel. J'aimerais mieux encore pincer cette cloison avec un entérotôme dont les mors auraient chacun la forme d'une demi-lune à concavité tournée vers les branches, de manière à produire la mortification d'une portion circulaire, comme si elle avait été détachée par un emporte-pièce (1).

Nous avons supposé jusqu'à présent que la portion du colon qu'on veut ouvrir s'engagerait, sous forme de hernie commençante, à travers le canal pratiqué dans la paroi du ventre ; mais, si cette hernie ne se formait pas, on n'aurait aucun moyen de s'assurer que c'est le colon qui se présente au fond du canal ; il ne pourrait plus être question de faciliter l'adhésion des feuillets séreux, et il ne resterait plus qu'à terminer l'opération par l'incision et la suture, comme Daniel Pring. Malgré ce désappointement, on aurait diminué, sinon fait disparaître totalement les chances d'une infiltration des parois.

Nota. Cet article était terminé quand j'ai eu connaissance d'une thèse qui ne pouvait arriver plus à propos pour l'appuyer. Elle est intitulée *Considérations sur le traitement de la tumeur biliaire*, et a été soutenue à Paris, le 2 août 1833, par M. Carré, chirurgien militaire.

« Dans deux cas où un kyste volumineux, rempli
» d'hydatides chez l'un des malades, s'était formé
» dans la cavité de l'abdomen, M. Bégin incisa la

(1) M. Laugier demande *s'il ne vaudrait pas mieux* (l'incision des parois étant déjà faite suivant le procédé usité), *ne pratiquer l'incision de l'intestin qu'au bout de quelques heures, pour laisser aux adhérences le temps de commencer à se former.* Dictionnaire de médecine, t. III, avril 1833. Article *Anus artificiel.*

» paroi abdominale, ouvrit le péritoine, et s'arrêta
» quand il fut arrivé sur la tumeur ; on fit un pan-
» sement simple qu'on leva au bout de deux jours.
» Des adhérences solides s'étaient formées entre la
» tumeur et les parois du ventre ; le bistouri fut
» plongé dans la poche et le liquide évacué. Un
» succès complet a couronné ces deux belles opéra-
» tions. »

M. Carré, généralisant ces deux faits, en déduit,
avec beaucoup de sagacité, une méthode générale
pour le traitement de la tumeur biliaire, méthode
qui a une ressemblance frappante avec celle que je
propose pour l'opération de l'anus artificiel. « L'in-
» cision, ajoute-t-il, devra être assez large pour per-
» mettre l'introduction du doigt, d'une sonde, de
» la curette et des tenettes, à l'aide desquels on pro-
» cédera à la recherche et à l'extraction des calculs.
» Si en arrivant sur la tumeur on la trouvait adhé-
» rente aux parois de l'abdomen, on devrait l'ouvrir
» immédiatement ; dans le cas contraire, il faudrait
» attendre et panser la plaie. On sait avec quelle ra-
» pidité s'agglutinent les séreuses ; six heures suffi-
» raient sans doute pour l'établissement d'adhérences
» assez solides ; mais il sera plus sage d'attendre un
» jour entier. »

AUTRES APPLICATIONS DU NOUVEAU MODE
DE DILATATION.

Quoique mon appareil n'ait guère été appliqué qu'aux rétrécissemens du rectum, je crois pouvoir pressentir les services qu'il rendra dans plusieurs autres maladies, et les principales modifications qu'il devra subir. C'est ce que je vais m'efforcer de faire, en passant rapidement en revue les fistules, clapiers et chutes du rectum, les hémorrhoïdes, les rétrécissemens du vagin, de l'œsophage, de l'urèthre et du canal nasal, etc. A défaut d'expérience personnelle, j'invoquerai souvent celle des maîtres de l'art.

Abcès, fistules et décollemens du rectum, etc.

Dans son mémoire *sur le pansement de la fistule à l'anus* (1), Pouteau dit : « que l'introduction jour-
» nalière de tentes ou de bourdonnets fatigue le
» boyau dans l'angle où il a été coupé, quelque pré-
» caution que l'on prenne pour éviter le frottement
» sur ce point ; qu'elle ne peut se faire sans déchirer
» ou meurtrir les grains charnus de la plaie, et sans
» exposer à des fausses routes, à l'inflammation et à
» la mortification des parties. » Ces craintes sont exagérées, sans doute, mais Pouteau ne les a pas portées jusqu'à *vouloir qu'on pansât les fistules à plat dès le premier jour,* comme le lui ont fait dire les annotateurs de la dernière édition de la médecine

(1) Mémoires de chirurgie. Lyon, 1760, p. 3.

opératoire de Sabatier (1). Il décrit au contraire pour
le premier pansement, dans lequel il s'agit d'arrêter
l'hémorrhagie, un procédé semblable au tamponnement des fosses nasales, et indique la manière de faire
les deux pansemens suivans. Les conseils de Pouteau
n'ayant peut-être jamais été suivis rigoureusement,
et l'usage de placer chaque jour une mèche ayant pré-
valu, il ne reste plus, pour éviter les dangers déjà
signalés et pour diminuer les souffrances du malade,
qu'à employer le nouveau mode de dilatation.

Ce même moyen me semble propre à prévenir la
formation des fistules après l'ouverture des abcès de
la marge de l'anus, et même à guérir plusieurs de ces
fistules une fois établies. En effet quelle est dans ces
divers cas l'indication à suivre ? M. Boyer nous l'indique (2) : « L'accumulation des matières fécales dans
» le rectum pourrait bien, en écartant les parois de
» l'intestin, les rapprocher de la paroi correspon-
» dante du bassin et favoriser la réunion ; mais cette
» distension du rectum n'est que momentanée, le
» besoin de rendre les matières se fait sentir ; et les
» parois de l'abcès s'écartent de nouveau. Enfin,
» quand la maladie dure depuis quelque tems, les
» parois de la fistule deviennent fongueuses, et cette
» disposition met encore obstacle à la guérison.
» *On n'a pas d'ailleurs ici la ressource de la com-*
» *pression expulsive qu'on emploie si utilement à la*
» *suite des différens autres abcès.* » Ces derniers mots

(1) 2ᵉ Édit. 1822, t. II, p. 354.
(2) Traité des maladies chirurgicales, t. X, p. 110.

proclament l'insuffisance des moyens ordinaires de compression, et justifient les tentatives déjà faites par MM. Bermond, Colombe, Piedagnel et celles que je propose de faire.

Qu'on ne me suppose pas cependant la prétention de guérir toutes les fistules à l'anus sans l'opération. Je remarquerai seulement que, parmi ces fistules, il en est qui guérissent spontanément, d'autres qu'on doit opérer. Il est possible, il est même probable qu'entre ces deux classes, il se trouve un certain nombre de cas guérissables par un moyen moins énergique et moins dangereux que l'incision (1); l'expérience décidera.

Les décollemens, les clapiers du rectum persistent souvent après l'opération. J'ai vu à l'hôpital de la Charité un malade qui, depuis un an, avait été opéré deux fois par deux chirurgiens très-habiles, et chez qui une troisième opération aurait été infructueuse, si, quelques jours après l'avoir pratiquée, M. Roux n'avait incisé dans toute son étendue un clapier situé au-devant du sacrum et remontant à quatre pouces au-dessus de l'anus. Jusqu'alors ce clapier ne fesait qu'augmenter par l'usage des mèches ordinaires, et il était toujours plein au moment où on les retirait; la raison en est clairement donnée par Pouteau (2) : « Voilà, » je pense, un des cas les plus compliqués pour l'usage

(1) On a vu les accidens produits par l'incision de la fistule à l'anus, causer la mort : ces cas ne sont pas tellement rares qu'on ne puisse en citer plusieurs. L'hôpital de la Charité vient d'en offrir un tout récemment.

(1) Ouvrage cité, p. 116.

» des tentes, et c'est celui peut-être où elles peuvent
» être le plus nuisibles, bien loin de remplir les indica-
» tions qu'on se propose, de rapprocher les parties
» décollées et d'empêcher la formation d'un nouveau
» sac. Car, 1° si le décollement est au-dessus de la
» portée du doigt, il sera au-delà du sphyncter, dans
» un endroit par conséquent où l'intestin est trop
» évasé pour qu'on y porte une tente assez grosse pour
» faire la moindre compression sur les parties décol-
» lées ; 2° à quelque hauteur que soit ce décollement,
» il est toujours de bas en haut ; pour y obvier il
» faudrait que la compression se fît de haut en bas , et
» c'est ce qu'on ne peut pas faire avec une tente pous-
» sée de bas en haut. Ajoutez à cela que la présence
» d'une tente devant les lèvres du décollement s'op-
» posera plus à la sortie du pus que la compression
» faite par sa tête ne facilitera cette sortie. » Enfin
les auteurs s'accordent à regarder comme incurables
les fistules stercorales anciennes qui ont un grand
nombre d'ouvertures, de sinuosités, compliquées de
clapiers, de callosités, et dont l'orifice intérieur est au
delà de la portée du doigt.

Comprimer de haut en bas, en partant du point
où commence la maladie, est l'indication commune aux
divers cas que je viens d'énumérer, et le nouveau
mode de dilatation offre des moyens de la remplir.
Une chemise d'une longueur et d'un calibre convenables étant portée au-delà du mal, on peut en distendre le fond , dans une plus ou moins grande éten-

due, en y accumulant des bourdonnets decharpie (1).
Le stylet de Desault servira à les y porter; mais pour
n'être pas exposé à les ramener avec lui, il faudra, à
chaque introduction, dégager la fourche du stylet au
moyen d'une canule qui glissera sur lui comme une
sonde sur son mandrin.

Le moment d'évacuer étant venu, si l'on craint
que la sortie en masse des bourdonnets ne cause
quelque accident, ou ne soit impossible, il sera facile
de les retirer un à un dans un ordre inverse à celui
de leur introduction. Pour cela, chaque bourdonnet
aura été muni d'avance d'un fil qui pendra au dehors;
et des nœuds pratiqués à l'extrémité de ces fils, des
numéros qu'on y aura fixés, leur couleur différente
ou leur longueur relative servira à les distinguer
les uns des autres.

Ce procédé opératoire mériterait aussi la préférence pour le tamponnement du rectum et des fosses
nasales, dans les cas d'hémorrhagie.

Quant à la réduction des chutes du rectum et à la
compression des hémorrhoïdes, ces cas n'exigeant pas
une aussi grande précision, voici comment on pourrait
placer dans l'intestin un tampon d'une grosseur illimi-
tée, sans distendre l'anus. On introduirait d'abord, à
la hauteur voulue, et par le procédé indiqué pour les
rétrécissemens du rectum, une première mèche, sans

(1) Des morceaux d'éponge préparée seraient préférables aux
bourdonnets. Le pansement serait plus tôt terminé et moins douloureux parce que les humidités stercorales étant chargées de grossir
insensiblement le tampon, il ne serait pas nécessaire de lui donner
immédiatement un grand volume.

hélice, mais pourvue, à son centre, d'une chemise à
la faveur de laquelle on introduirait une seconde
mèche, munie d'une autre chemise dans l'intérieur,
et ainsi de suite jusqu'à ce qu'on eût atteint le degré
de dilatation désiré.

Rétrécissemens du vagin.

En 1829, j'ai trouvé, à la Pitié, sur le cadavre
d'une fille de 20 ans qui avait succombé à une perforation de l'intestin grêle, un rétrécissement considérable du vagin, d'un pouce environ d'étendue, à
quatorze lignes de l'hymen et sans autre particularité
qu'une longueur moindre de l'organe. Des faits analogues sont rapportés par les auteurs, et M. Félix
Legros en a recueilli plusieurs.

Il serait facile, par la dilatation méthodique, de
s'opposer à l'oblitération du vagin et de prévenir
ainsi la rétention des menstrues. On pourrait aussi
quelquefois donner ou rendre au vagin (suivant que
le vice serait congénital ou accidentel) le calibre que
nécessite la copulation ; mais ses parois auraient-elles
ensuite assez d'extensibilité pour que l'accouchement
eût lieu convenablement et sans rupture ? Avant de
rendre la grossesse possible, il faudrait bien considérer ses conséquences probables et en prévenir les
malades.

L'appareil instrumental et le procédé opératoire
seraient les mêmes que pour les rétrécissemens du
rectum.

Conducteur du spéculum.

L'usage du spéculum dans le traitement des maladies du col de l'utérus et du vagin se répand de plus

en plus. Il doit en résulter une plus grande fréquence des cas dans lesquels l'étroitesse, la déformation ou l'ulcération des parties rendent l'emploi de cet instrument impossible ou tout au moins très-douloureux. Les speculums brisés semblent mettre à l'abri de ces inconvéniens; mais si, fermés, ils présentent assez peu de volume pour être facilement introduits, le vagin, quand on vient à les ouvrir, s'engage d'autant plus entre leurs cuillers que l'écartement en est plus grand, et l'on manque le but qu'on se proposait, celui de mettre à découvert la totalité du col utérin.

En outre, le speculum brisé ne convient pas à tous les cas du traitement. Quand, par exemple, on est obligé d'en venir à des injections plus ou moins caustiques ou acides, on ne peut préserver de leur contact les parois du vagin, qu'à l'aide du *speculum uteri* de M. Récamier, modifié par M. Dupuytren (1).

Je crois avoir trouvé le moyen d'introduire sans effort le speculum, dans les cas les plus difficiles, et d'épargner toujours beaucoup de souffrances aux malades. C'est encore un instrument nouveau qu'il faudra bien adopter, s'il est utile ; voici à quelle occasion l'idée m'en est venue.

---

(1) C'est un tube d'étain, presque cylindrique avec un manche long de cinq pouces, et soudé à angle droit au bord de son ouverture la plus large. On l'a tout récemment rendu plus portatif au moyen d'une articulation située à la réunion du corps avec le manche, et qui permet, quand l'opération est terminée, de les plier l'un sur l'autre. De cette manière, l'instrument, occupant moins d'espace, peut être plus facilement mis dans la poche.

Une jeune femme, retenue depuis trois ans à l'hôpital des Vénériens par une ulcération rebelle du
pourtour de l'urèthre avec rétrécissement et décollement du tiers antérieur de ce conduit, avait de plus
un ancien écoulement vaginal. On présuma que le
col utérin était affecté, et je fus chargé de m'en assurer. Quelque petit que fût le speculum dont je me
servais, je ne pouvais lui faire franchir l'entrée du
vagin, parce que son bord était arrêté par les caron-
cules myrtiformes indurées, ulcérées à leur base et
que j'aurais nécessairement arrachées si j'avais employé la violence. J'imaginai alors de préserver ces
parties à l'aide d'une carte roulée en forme de cornet;
j'en plaçai la pointe dans le vagin, un peu au-delà
du muscle constricteur, et tenant ensuite, de la main
gauche, le bord extérieur de la carte immobile, je
glissai le speculum dans sa cavité et, de là, dans le
vagin. Peu de jours après, je substituai à la carte une
lame de corne pareille à celles dont on se sert pour
faire les instrumens de mathématiques connus sous
le nom de *rapporteurs*.

Les figures 12 et 13 de la planche représentent,
la première, la lame de corne plane et simplement
découpée avec la ficelle qui aide à la maintenir;
la seconde, la même lame roulée sur elle-même et
prête à servir. L'instrument conserve, quand on
ne s'en sert pas, la forme indiquée par la figure 13,
parce qu'on la lui a donnée à l'aide de la chaleur,
mais il a assez d'élasticité pour livrer passage au speculum. Les plis du cornet, s'étalant alors sur ce dernier instrument, s'écartent pour en laisser passer le

manche, et reviennent à leur état primitif à mesure qu'on les dégage. Les deux figures sont de demi-grandeur naturelle.

Le *conducteur du speculum* (c'est ainsi que je nomme ce nouvel instrument) est, comme on le voit, une extension du principe mécanique sur lequel est fondé le nouveau mode de dilatation. Il représente la chemise. Les malades sur qui on en a fait usage une fois, sont les premières à demander qu'on s'en serve à chaque nouvelle application du speculum.

Un instrument analogue remplacerait quelquefois avantageusement le bouton pour l'introduction des tenettes dans la cystotomie.

Rétrécissement de l'œsophage.

La phlegmasie chronique de l'œsophage occasionne un rétrécissement de ce conduit et un épaississement de ses parois qui pourrait être pris pour un squirre, même à l'ouverture du cadavre, par des médecins peu versés dans l'anatomie pathologique. Nous en avons vu un exemple remarquable chez un homme qui mourut des suites d'un empoisonnement par l'acide nitrique. Lorsque ce malheureux entra à la Charité, il avait échappé aux accidens les plus redoutables du poison ; il était guéri de plusieurs ulcères de l'arrière-bouche, qui lui avaient détruit la luette et une partie du voile du palais ; il n'éprouvait plus les coliques et les vomissemens qui avaient d'abord fait craindre pour sa vie ; mais il lui restait une dysphagie qui fit chaque jour de nouveaux progrès : au bout de cinq à six mois, il pouvait à peine avaler des potages très-clairs, et dans la suite il lui fut impossible d'avaler même les liquides. Malgré la mutilation du voile du palais, il n'éprouvait pas de gêne notable dans la déglutition ; mais dès que l'aliment était parvenu à la hauteur de la quatrième ou cinquième vertèbre dorsale, il le rejetait sans effort, et parfois il ressentait une vive douleur à l'endroit correspondant à l'obstacle. Après sa mort, qui fut le résultat du marasme porté au dernier degré, nous trouvâmes l'œsophage tellement rétréci vers son tiers inférieur et dans l'étendue de deux à trois pouces, qu'on aurait pu tout au plus y introduire un tuyau de plume à écrire. Les parois de cette portion rétrécie étaient blanchâtres et d'une consistance comparable à celle de la couenne la plus dure : cependant on n'y remarquait pas cet aspect homogène, ce luisant et cette légère demi-transparence, qui caractérisent le tissu squirreux et qu'il est plus aisé de reconnaître que de décrire. Il nous semblait même, qu'en y regardant de très-près, on distinguait encore dans cette portion endurcie les fibres charnues de l'œsophage, et qu'on pouvait les suivre de l'œil jusque dans les parties saines. La membrane muqueuse était encore reconnaissable quoique très-endurcie, et n'offrait pas la moindre ulcération.

Le passage précédent est extrait de l'article *cancer* du dictionnaire des sciences médicales. Bayle et M. Cayol, qui en sont les auteurs, ajoutent: *Ne seraient-ce point des rétrécissemens de cette nature, ou des engorgemens syphilitiques, qu'on a guéris par le traitement mercuriel?* Ne connaissant aucun fait bien constaté de guérison d'un véritable rétrécissement de l'œsophage dépendant d'une altération de tissu quelconque de ses parois, je pense que les auteurs qui ont cru en observer, ont tous commis des erreurs de diagnostic ou ont pris pour une guérison une amélioration passagère, comme on en voit tous les jours dans les maladies les plus évidemment incurables, en l'absence même de tout traitement; je pense qu'au lieu de perdre un tems précieux dans l'administration de moyens généraux toujours infidèles, il faut recourir à la dilatation aussitôt qu'on a reconnu la maladie.

Je n'ai jamais vu faire usage de la sonde œsophagienne ; mais il me semble qu'étant un moyen *passif* de dilatation, elle ne peut avoir d'autre effet que de favoriser l'ingestion des alimens liquides et ne s'oppose nullement au progrès du mal. M. Boyer rapporte à l'appui de cette opinion une observation très-intéressante que je vais transcrire.

Une femme âgée de quarante-six ans, d'une constitution assez bonne, autrefois robuste, mais affaiblie depuis quelque temps par le chagrin et des maladies fréquentes, éprouva, dans le courant de mai 1797, de légers picotemens vers la partie inférieure du pharynx. Pendant quinze mois les picotemens ne se firent sentir que tous les trois ou quatre jours, mais au bout de ce temps, ils se changèrent en une douleur réelle et continue : elle éprouva alors de la difficulté à avaler, surtout les alimens solides. La déglutition devint de jour en jour plus difficile et fut entièrement supprimée, le 9 novembre 1799. La malade, privée tout-à-fait d'alimens pendant sept jours, tourmentée par une faim dévorante, que ne pouvait apaiser la faible ressource des lavemens nourrissans, s'éteignait insensiblement, lorsqu'elle fut conduite chez moi par un jeune médecin, aux soins duquel elle s'était confiée.

L'indication la plus pressante était de nourrir la malade. Je me décidai sur-le-champ à introduire par la bouche, dans le pharynx et l'œsophage, une sonde de gomme élastique sans stylet. La sonde pénétra aisément jusqu'au commencement de l'œsophage ; mais elle fut arrêtée dans cet endroit-là par un obstacle insurmontable. Je substituai à cette sonde une algalie d'argent, laquelle pénétra après une forte résistance.

De l'eau tiède fut injectée avec précaution au moyen d'une seringue. La sensation agréable qu'éprouva la malade, fit connaître que l'eau était parvenue dans l'estomac. J'injectai de suite une assez grande quantité de bouillon, après quoi la sonde d'argent, dont la présence dans la bouche était fort incommode, et qu'il était très difficile de fixer, fut retirée. Il était impossible de songer à répéter plusieurs fois le jour son introduction dans l'œsophage rétréci : je pensai qu'il fallait porter par la bouche, dans l'œsophage, une sonde de gomme élastique garnie de son stylet, et après avoir retiré celui-ci, ramener l'extrémité de la sonde dans les fosses nasales. Voici comment je parvins à exécuter ce projet : la malade étant assise sur une chaise, la tête inclinée en arrière, je portai dans la narine gauche la sonde de Bellocq ; le ressort étant parvenu dans la bouche, un fil ciré en plusieurs doubles fut attaché sur le bouton qui le termine. Le ressort fut ramené dans la sonde ; celle-ci retirée de la fosse nasale, entraîna le fil au dehors. Les deux bouts de ce fil, l'un sortant par la bouche, et l'autre par la narine, furent retenus sur la joue par un aide. J'abaissai alors la base de la langue avec le doigt indicateur de la main gauche, et je portai dans le pharynx une sonde de gomme élastique de grosseur moyenne, garnie de son stylet, et percée sur le côté à l'extrémité qui devait se trouver en haut. Cette sonde dirigée un peu à gauche et poussée avec force, franchit le rétrécissement de l'œsophage. Le stylet fut retiré. Le bout de fil qui sortait par la bouche, fut engagé dans l'ouverture latérale de la sonde, et fixé à son extrémité supérieure. J'enfonçai la sonde dans l'œsophage jusqu'à ce que son bout supérieur eût dépassé l'isthme du gosier : saisissant alors le fil qui pendait hors de la narine, je le tirai doucement, et avec lui l'extrémité de la sonde, qui fut placée de manière à dépasser de quelques lignes la narine ; elle fut assujettie au moyen d'un fil en plusieurs doubles, avec lequel je fis des circulaires autour de la tête. A l'aide de cette sonde on injecta dans l'estomac des alimens liquides toutes les fois que la malade le désira.

Pendant les cinq premiers jours la sonde causa un peu d'irritation ; le sixième, la malade cracha une matière puriforme. Ce crachement augmenta les jours suivans, et le dixième, la sonde commençant à vaciller, la déglutition naturelle d'une petite quantité de fluides, put se faire. Le quatorzième, la malade ôta la sonde et avala facilement des liquides ; mais six jours après, la déglutition était absolument impossible. J'introduisis alors une sonde plus grosse que la première ; elle servit à porter des alimens dans l'estomac ; mais elle fut sans effet pour la dilatation de l'œsophage. La malade forcée de la porter continuellement pendant cinq mois, la sentit toujours également pressée. Cette constriction opiniâtre pouvant être le résultat d'une irritation nerveuse, on prescrivit des bains tièdes qui ne produisirent aucun effet. Privée d'alimens solides, et tourmentée presque continuellement par la faim, malgré la grande quantité de liquides nourrissans injectés dans l'estomac, la malade s'affaiblit par degrés, et mourut le 2 avril 1800, près de trois ans depuis le commencement de sa maladie. L'ouverture du corps ne fut point faite (1).

Voici encore un cas intéressant, recueilli à la maison de santé en 1826, par M. Cassan, alors interne des hôpitaux :

M. de C ..., chevalier de Saint-Louis, âgé de soixante-dix-sept ans, s'expatria au moment de la révolution. Pendant son émigration, il épuisa, s'il faut l'en croire, tous les genres d'industrie pour subsister, et dut à sa sobriété constante de parcourir une longue carrière et de conserver, dans un âge avancé, l'intégrité de ses fonctions. A soixante-quatorze ans, il fit encore le voyage de Bordeaux à Paris, à pied.

Dans la dernière année de sa vie, M. de C.... ressentit

____

(1) Traité des maladies chirurgicales, tome 7, p. 172.

plus vivement les effets de la maladie à laquelle il faut attribuer sa mort, et dont, en naissant, il avait apporté la première origine; en effet, depuis sa naissance, la déglutition des alimens solides plus particulièrement, s'était toujours opérée chez lui longuement et avec peine, sans que cette incommodité habituelle apportât aucun trouble dans les fonctions digestives et dans la nutrition.

A soixante-seize ans, M. de C.... s'étant fait placer à la mâchoire supérieure un râtelier d'argent, pour l'application duquel diverses manœuvres imprudentes furent employées, l'arcade dentaire supérieure et la voûte palatine en furent ébranlées; toutes les autres parties de la bouche furent affectées douloureusement, et il en résulta une inflammation qui s'empara successivement de toutes les parties du tube alimentaire; pendant plusieurs mois le malade fut en proie à des vomissemens immédiatement après le repas; enfin, les vomissemens se calmèrent et furent remplacés par les symptômes suivans qui prirent plus d'intensité à mesure que la maladie devenait plus ancienne. Conservant toujours de l'appétence avec besoin continuel de manger, M. de C...., au moment de son entrée à la maison de santé, dans le service de M. Duméril, avait renoncé, depuis les accidens dont je viens de parler, aux alimens solides. Il s'était condamné à l'usage exclusif des boissons, qu'il variait à l'infini et qu'il rendait plus ou moins nourrissantes, à l'emploi des fécules, des gelées, des conserves, du laitage, du café et du chocolat. La déglutition s'opérait difficilement et s'accompagnait de l'espèce de bruit que l'on nomme gargouillement. Immédiatement après leur ingestion dans la cavité pharyngienne, les alimens étaient incessamment ramenés dans la bouche, rejetés sans efforts, et par une régurgitation involontaire, délayés dans une assez grande quantité de mucus et de salive. Il ne pouvait prendre qu'une petite quantité d'alimens liquides, un peu consistans, et abandonnait toujours un mets, quelque léger qu'il fût, et lors même qu'il l'avait le plus ardemment désiré, dès qu'il en avait goûté quelques cuillerées. Il lui arrivait pourtant de boire un verre entier d'eau de Seltz à la fois, mais c'était lorsqu'il n'avait rien pris depuis quelque temps; souvent il faisait de légères frictions sur la face inférieure du cou, comme pour accélérer le passage des alimens et vider la poche qui lui semblait les contenir, et dont la présence lui était incommode. Le peu de substances alimentaires qui n'était pas rejeté dans cette régurgitation non interrompue après chaque repas, paraissait pénétrer, quelque temps après leur ingestion, par une véritable *filière* (ce sont ses expressions).

On n'apercevait aucune espèce de tumeur en examinant le cou; la respiration était libre. M. de C...., n'avait ni nausées, ni vomissemens, ne rapportait aucune douleur à la gorge, mais accusait une chaleur brûlante dans l'estomac; la langue, habibuellement d'un rouge vif, était recouverte d'un enduit membraniforme blanchâtre, qui se détachait facilement. Nous devons faire remarquer ici que dans les premiers temps, le malade faisait un grand abus de liqueurs fortes : aussi, pendant les deux mois de séjour qu'il fit à la maison de santé, fut-il trouvé maintes fois dans un état non équivoque d'ivresse. La constipation habituelle fit place dans les derniers jours à un dévoiement continuel. Toujours altéré, M. de C.... avait besoin de boire souvent à cause de la grande déperdition de salive qu'il faisait. Faible, sec, pâle, épuisé, passant les jours et les nuits dans l'insomnie, il conserva, jusqu'à la fin, le plein exercice de ses facultés intellectuelles, marquant lui-même avec sang-froid l'heure qui devait être pour lui la dernière.

Son pouls resta toujours petit et lent.

Pénétré de l'idée qu'un obstacle au libre passage des alimens existait dans l'œsophage, il priait instamment qu'on introduisît dans ce canal, soit une sonde, soit une tige quelconque, munie d'une éponge pour frayer une voie aux alimens.

M. Duméril, pensant qu'il y avait obstruction organique à l'orifice cardiaque, ne se rendit pas à ses instances. M. Dubois partagea la même opinion ; M. Duméril proposa plusieurs fois au malade de le nourrir avec les lavemens de gélatine, mais il s'y refusa opiniâtrement.

L'eau de Seltz, les boissons gommeuses, les mixtures mucilagineuses simples ou avec le sirop de pavots blancs, les juleps calmans, les loochs, n'apportaient que peu de soulagement à l'état de langueur, de dépérissement et de marasme dans lequel il termina ses jours le 2 février 1822.

Autopsie cadavérique. La moitié inférieure du pharynx présentait une dilatation considérable, espèce de poche au développement de laquelle la paroi postérieure et les parties latérales avaient entièrement concouru. En effet, cette cavité, dont la paroi antérieure, formée par la face postérieure du larynx, n'est pas susceptible d'extension, s'était agrandie par l'alongement de ses diamètres transverse et antéro-postérieur, de manière à offrir une capacité double de ce qu'elle a coutume d'être. Cette poche était distendue par l'accumulation d'un coagulum blanchâtre mêlé à une véritable pâte chymeuse.

Un rétrécissement subit, percé d'un pertuis circulaire à bords froncés, d'une ligne de diamètre, sans aucune trace de la moindre altération de tissu, terminait, en avant et en bas, cette espèce de jabot dont la surface interne était recouverte d'une membrane blanchâtre, inorganique, peu épaisse, facile à détacher. Cette petite ouverture conduisait par un canal de même dimension, garni de plis longitudinaux, tapissé par la même fausse membrane, long de huit lignes, et qui allait insensiblement en s'élargissant dans l'œsophage qui était entièrement rempli d'une pâte pultacée et blanchâtre, déjà plus homogène que celle contenue dans la poche. Cette filière, à sa terminaison, offrait un diamètre de trois lignes au plus dans tous les sens, de sorte que la partie supérieure de l'œsophage, confondue avec la fin de ce canal, présentait une forme conique dont le sommet répondait en haut.

Le long de l'œsophage, on voyait des ganglions bronchiques disposés en petit nombre, la plupart du volume d'une amande, remplis de grumeaux noirâtres, dégénérés de leur organisation primitive. Ces ganglions ne comprimaient nulle part l'œsophage.

L'estomac était presque vide; sa face interne était d'un rouge foncé, également réparti sur toute sa surface.

Les intestins grêles et les gros intestins, dont la membrane muqueuse était injectée, contenaient beaucoup de matières stercorales liquides.

La vésicule hépatique était remplie d'une bile noirâtre, d'une consistance plus que sirupeuse ; les organes des autres cavités étaient dans l'état sain.

Les plis longitudinaux qu'on remarquait à la face interne du rétrécissement de l'œsophage, ne différaient pas sensiblement de ceux qu'on a coutume d'y rencontrer dans l'état sain. Les parois de ce conduit avaient augmenté d'épaisseur dans la proportion de leur rétraction, mais sans acquérir de la dureté et sans perdre aucune des qualités physiques qui les constituent dans l'état normal.

L'exsudation membraniforme qui tapissait le pharynx, ne s'étendait pas à l'œsophage (1).

Des faits authentiques prouvent que l'œsophage supporte, pendant plusieurs jours, la présence d'une grosse sonde. Nous venons de voir que la malade de M. Boyer garda la sonde œsophagienne dix jours consécutifs sans accident et la porta ensuite continuellement pendant cinq mois. Des parties qu'il suffit ordinairement de toucher avec le doigt ou avec une plume, pour provoquer le vomissement, finissent par s'habituer au contact prolongé des instrumens. On doit donc persister long-tems, même après plusieurs

(1) Archives générales de médecine. Janvier 1826, t. X, p. 79.

tentatives infructueuses. Il est probable que la partie de l'appareil qui gêne le plus les malades, est celle qui se trouve en contact avec les parties saines et particulièrement depuis la narine et la bouche jusqu'à l'épiglotte ; aussi est-il permis d'espérer que l'incommodité sera beaucoup moindre lorsque la sonde œsophagienne, qui a environ cinq lignes de diamètre, sera remplacée par une chemise en batiste fine ou en baudruche (condom) dont le volume est beaucoup moindre et la flexibilité parfaite.

Quand l'occasion s'offrira d'employer le nouveau mode de dilatation pour un rétrécissement de l'œsophage, je suivrai plusieurs des préceptes donnés par M. Boyer, dans l'observation précédente, pour le placement de la sonde œsophagienne. J'introduirai les instrumens par la bouche en abaissant la base de la langue ; la chemise bien enduite d'huile, de mucilage ou d'albumine sera placée dans le rétrécissement au moyen d'un porte-chemise analogue à celui que j'ai décrit pour les rétrécissemens du rectum ; le porte-mèche sera en baleine ou en gomme élastique, pour s'accommoder au changement de direction que les voies alimentaires éprouvent dans le pharynx. Afin d'empêcher que l'hélice et la mèche ne se séparent du porte-mèche prématurément et par leur propre poids, j'unirai ces diverses pièces ensemble par un fil qui, embrassant par un bout la base de la mèche, s'enroulera autour du porte-mèche jusqu'à son manche et pourra être abandonné à lui-même quand la mèche sera arrivée à sa place définitive. Enfin un fil ciré très-fort, préalablement introduit

par la narine au moyen de la sonde de Bellocq,
sera attaché solidement à la chemise, au point correspondant à l'isthme du gosier, et la tiendra suspendue derrière le voile du palais. Il sera probablement
utile d'exciser la portion excédante de la chemise.
Il va sans dire que les pansemens seront renouvelés
aussi souvent que la sensibilité des parties et le besoin
de manger l'exigeront.

Rétrécissemens de l'Urèthre.

Dans le traitement des rétrécissemens de l'urèthre
deux méthodes générales auxquelles se rattachent de
nombreux procédés, ont chacune des avantages particuliers et comptent des partisans plus ou moins
exclusifs parmi les praticiens les plus distingués.
L'une d'elles, la dilatation, connue dans l'antiquité,
n'a jamais été généralement abandonnée, ce qui
tient peut-être à la simplicité de ses procédés les
plus usités. Elle est seule employée dans plusieurs de
nos grands hôpitaux. L'autre, la cautérisation, fille
de notre Paré et par conséquent toute moderne, tour-
à-tour proscrite et vantée, est parvenue aujourd'hui
à une très-grande perfection. Cependant quelques
difficultés d'exécution, la crainte qu'elle inspire aux
malades, et les dangers auxquels elle les expose dans
des mains inhabiles, en font presque exclusivement le
domaine des praticiens qui se livrent spécialement au
traitement des maladies des voies urinaires.

Les mêmes motifs qui m'ont fait rejeter l'incision
pour les rétrécissemens du rectum, me la font regar-

der comme inutile et dangereuse dans ceux de l'urèthre.

Peut-être la cautérisation serait-elle moins en faveur si l'on avait un moyen de dilater indéfiniment une partie de l'urèthre sans fatiguer le reste de ce conduit. Ces conditions, qu'on s'était en vain flatté d'obtenir par les dilatateurs d'Arnott et de Ducamp (1), le nouveau mode de dilatation les remplit seul.

Modifications à apporter à l'appareil.

Pour qu'on puisse porter une mèche dans des rétrécissemens qui admettent à peine une bougie fine, la chemise sera en boyau mince, préparé comme un condom, de trois à cinq lignes de diamètre et de six à dix pouces de longueur, suivant la hauteur du rétrécissement, c'est-à-dire suivant sa distance du méat urinaire ; le porte-chemise sera remplacé par un stylet fin boutonné, qui restera en place après l'opération ; le porte-mèche, l'hélice et la mèche seront disposés comme pour les rétrécissemens du rectum et seulement proportionnés aux dimensions des parties.

Quoique je n'aie encore fait que deux applications du nouveau mode de dilatation aux rétrécissemens de l'urèthre, je serais bien trompé s'il n'en rendait pas le traitement plus rapide, plus complet et les récidives plus rares.

---

(1) Voyez l'introduction de ce Mémoire, p. 1.

Rétrécissemens du canal nasal.

Dans les cas de tumeur lacrymale, quand le traitement anti-phlogistique, les injections d'Anel et le cathétérisme de Laforest n'ont pu désobstruer le canal nasal, on parviendrait peut-être à rétablir le cours des larmes par des mèches introduites de bas en haut suivant le procédé que je viens d'indiquer pour l'urèthre.

Si la fistule était déjà établie on pourrait combiner le procédé ordinaire de dilatation avec le nouveau mode ; deux fils de soie traverseraient le trajet fistuleux : l'un très-fin, fixé au cul-de-sac de la chemise, servirait à la porter dans le canal nasal ; l'autre, très fort, uni à la mèche comme dans le procédé ordinaire et parcourant la chemise suivant son axe, entraînerait le corps dilatant dans les parties rétrécies, pendant que la chemise, tirée en sens opposé, les préserverait de tout frottement immédiat.

OBSERVATIONS DES AUTEURS.

OBSERVATION PREMIÈRE.

Cas remarquable de dégénération osseuse du rectum (1).

Quid grandia molimur tenues et miseri mortales, qui tot lethalibus morbis sumus obnoxii, ut nemo facilè illos recensere posset ! Nullibi tamen homines magis affligunt quam circà vias excretioni inservientes; ubi, si altiores egerint radices, difficillimè possunt eradicari. Quotidiè ad vitam sustentandam nobis edendum, bibendum, et quod superfluum est, evacuandum. Si verò viæ hisce operibus destinatæ malè sint affectæ, mors vitæ sæpiùs anteponitur ab afflictis. *Amicus* quidam flore ætatis, temperamento melancholico, antè triennium in Hyberniam ob negotia peragenda profectus, de mingendi difficultate conqueri cœpit, quæ brevi tantum sumpsit incrementum, ut assiduè ad urinam guttatim egerendam incitaretur, idque tanto cum cruciatu et continuo conatu, ut perferre non potuerit. Quid fit? Brevi post, alterum non minoris momenti malum caput quoque exerere cœpit, nimirum fæces alvinas liberaliter excernendi impotentia, dubio procul ab illis continuis conatibus urinam reddendi, undè intestinum rectum non solum fuit incrassatum, et schirrosum factum, verùm etiam in totum ferè coaluit : vix enim, ac ne vix quidem stilum straminis crassitie in universum admittebat, undè miser nec urinam nec fæces alvinas excernere potuit, nisi guttatim et quidem continuè ichorosâ et purulentâ materiâ remixtas, cum assiduis tantisque cruciatibus, ut omnes homines ejus præsentiam refugerent. Deniquè in patriam redux, contulit sese

---

(1) Ruysch, tom. IV, observ. 95, p. 410. Après avoir lu cette observation, on me saura peut être gré de ne l'avoir pas traduite.

Amstelodamum et me aliosque consuluit, ast incassùm, morbis factis insanabilibus. Hisce malis perpetìm incrementa sumentibus, tandem animam deo reddidit æger, occasionem nobis relinquens malum penitiùs perscrutandi. Aperto igitur cadavere, in utrâque renum pelvi calculum inveni horrendum, et præter hosce in renis dextri medio adhuc alium ingentem. Ureteres et vesica benè erant constituta. Intestinum rectum in universum ita incrassatum deprehendi, ut pollicis crassitiem ferè superaret, et ita induratum ut anceps hærerem an carnosum an verò cartilaginosum esset dicendum. Cavitas quoque dicti intestini straminis latitudinem haud superabat, et, quod notandum, tam firmiter erat connatum ossi sacro, ut cultelli cuspis ad separationem minimè sufficeret, sed cuneo ferreo malleoque ligneo eamdem peragere coactus fuerim; imò, mirum dictu! cum summo labore ea disjunxi. Hæc omnia balsamo nostro præparata a nobis reservantur in dicti ægri memoriam, et historiæ raritatem.

OBSERVATION IIe.

Abcès simulant un rétrécissement, guérison parfaite.

Un homme de cinquante ans, qui avait été affecté plusieurs fois de syphilis, et qui avait subi plusieurs traitemens mercuriels, se plaignait d'une douleur du fondement, croissante depuis deux mois, et rendait, non sans de grands efforts, des matières fécales d'un calibre à peine égal à celui du petit doigt, avec beaucoup de pus. Les parois du rectum étaient, de toutes parts, gonflées, épaissies, rétrécies, chaudes, inégales, consistantes, sans néanmoins être aussi dures qu'elles le sont ordinairement en pareil cas. On fit de fréquentes injections dans le rectum successivement avec la décoction d'orge miellée, la thérébentine mêlée avec des jaunes d'œufs et du lait, l'eau de Barèges. La ténuité des matières et l'écoulement du pus persistèrent encore pendant plusieurs semaines. Enfin les matières reprenant peu à peu leur volume, et la source du pus étant tarie, le malade fut entièrement guéri dans l'espace de deux mois. Vers la fin du traitement on introduisait quelquefois le speculum ani (1).

OBSERVATION IIIe

Rétrécissement qu'on présume avoir été causé par un abcès du bassin.

Un homme âgé de quarante-cinq ans, atteint d'une fièvre maligne qui se termina assez heureusement du moins en apparence, ressentit, après quinze jours de convalescence, de l'ardeur et du prurit au fondement, qui le firent se présenter souvent à la selle. A différentes fois il évacua dans la journée deux ou trois palettes de pus. Effrayé par la nature de cette évacuation, le malade appela le docteur Farjon, médecin en chef de l'hôpital de Montpellier, qui le trouva attaqué d'une petite fièvre. Les alimens dont il avait usé avec plaisir jusquelà, ne le restauraient plus. En palpant l'abdomen, le médecin trouva sur le flanc droit une tumeur molle. La pression ayant fait sortir des vents, cette tumeur fut jugée remplie de flatuosités et d'excrémens. Quand on exerçait la compression avec plus de force, le malade sentait des matières fluides s'écouler par l'anus. Le docteur Serres, chirurgien très expérimenté de cette ville, fut appelé. Il introduisit le doigt dans l'anus et trouva le rectum notablement rétréci. Comme on pressait en même temps avec force sur la tumeur, l'explorateur annonça qu'il sentait son doigt mouillé par un liquide. Aussitôt sa main fut toute salie par une matière purulente. Il fut alors évident que tout le tissu cellulaire du petit bassin était en suppuration, que le rectum avait été perforé et que la tumeur du flanc était un véritable abcès. Le malade allait

____

(1) Cette observation est la 16me de Duchadoz; quoique ce ne soit pas un cas de véritable rétrécissement, elle ne m'a pas paru étrangère au sujet.

tous les jours à la selle, rendant des matières moulées et d'un diamètre encore assez fort. Il resta cinq semaines dans ce fâcheux état ; mais peu à peu les excrémens s'amincissaient, et dans les trois jours qui précédèrent sa mort, on eut dit qu'ils avaient été passés à la filière. Aussi employait-il une demi-heure à évacuer une très petite quantité de matières. Le lendemain, il se mit plusieurs fois inutilement sur le pot de chambre. A l'occlusion alvine se joignirent de l'anxiété, des nausées, un gonflement douloureux du ventre, un pouls faible, petit, inégal. Le jour suivant, veille de sa mort, ces symptômes s'accurrent. Il vomit à plusieurs fois des matières muqueuses, grisâtres, fétides. Enfin le pouls disparut, les extrêmités se refroidirent, le malade se couvrit d'une sueur froide et expira . . . .

. . . .

Le rétrécissement fut d'abord produit par la compression qu'exerçait sur les parois du rectum l'abcès, ouvert d'une façon ou d'autre. Cet abcès, cédant un peu aux excrémens descendans, laissait une voie assez large pour que des matières d'un certain volume pussent passer. La compression et l'action du pus continuant, l'affection du rectum est devenue idiopathique soit par le resserrement de ses parois, soit par leur épaississement et leur induration, soit par l'une et l'autre lésions à la fois (1).

OBSERVATION IVᵉ.

Resserrement spasmodique.

Un homme de cabinet, âgé de soixante ans, était débarrassé depuis plusieurs années d'un flux hémorrhoïdal très-abondant, lorsqu'il commença à se plaindre d'un resserrement du ventre qui ne durait que quelques jours, et pendant

(1) Cette observation est la 21ᵐᵉ de Duchadoz, et appartient à son § II. Intitulé, *Angustias intestini recti quas inducit externa compressio.*

lequel il rendait avec effort des matières fécales d'un petit calibre. Le docteur Méjan, ayant exploré le rectum, durant un accès, n'y trouva que des plicatures nombreuses qui rétrécissaient la cavité, et qu'il prit pour des restes d'hémorrhoïdes flétries. L'affection parut légère, et on ne prescrivit que des calmans ainsi que l'indiquaient la susceptibilité du malade et la promptitude avec laquelle les accès se montraient et cessaient (1).

OBSERVATION V^e (2).

Rétrécissement cartilagineux situé à la réunion du colon et du rectum.

« Un homme éprouvait depuis deux ans des accidens gra-
» ves qui se renouvelaient tous les deux ou trois mois. A l'ou-
» verture du corps, les intestins étaient d'un diamètre consi-
» dérable, notamment le colon, qui était prodigieusement
» dilaté, et qu'on trouva rempli d'excrémens dans toute son
» étendue. En faisant des recherches ultérieures, on décou-
» vrit, à sa jonction avec le rectum, un resserrement circu-
» laire, devenu presque cartilagineux, et qui avait tellement
» rétréci l'intérieur de l'intestin, qu'un moyen tuyau de
» plume ne pouvait y être introduit qu'avec difficulté. Ce
» détroit n'avait pas plus de quatre lignes d'étendue ; le co-
» lon s'élargissait au-dessus ainsi que le rectum au-dessous,
» ce qui ressemblait à ces entonnoirs à double vase, nommés
» sabliers. »

(1) C'est sur cette observation, et sur une autre bien plus insignifiante, que Duchadoz avait cru pouvoir fonder un genre de *rétrécissemens spasmodiques.*

(2) Cette observation et la suivante avaient été envoyées à la Société royale de médecine par Ancelin, chirurgien d'Amiens, avec un instrument qu'il proposait d'appliquer aux rétrécissemens du rectum.

(Voyez le rapport de Thouret et Vicq-d'Azyr, en daté du 12 septembre 1783.)

OBSERVATION IV.

Racine d'une dent arrêtée dans un rétrécissement.

« Au mois de septembre 1771, M. Ancelin reconnut dans
» une demoiselle de cinquante-cinq ans, d'un faible tempé-
» ramment, les mêmes accidens qu'avaient éprouvés le ma-
» lade précédent. Il annonça quels étaient le genre et la cause
» du mal, et l'ouverture du cadavre confirma son opinion.
» On trouva le colon d'un volume considérable et rempli,
» dans toute son étendue, d'excrémens délayés : en suivant
» le colon jusqu'à son extrémité inférieure, on découvrit
» un nœud circulaire placé au même endroit que dans la
» première observation. Cette circonstance parut digne de
» remarque, mais la surprise augmenta, lorsqu'après avoir
» disséqué avec soin et ouvert longitudinalement le détroit,
» on y trouva la racine d'une dent que la demoiselle avait
» avalée quelques jours avant sa maladie, et qui, s'y étant
» présentée par la pointe, s'était arrêtée au passage, trop
» étroit pour permettre à la partie la plus grosse de s'y en-
» gager. La voie avait été ainsi interceptée aux excrémens,
» même dans l'état de liquidité où ils étaient, ce qui avait
» occasionné les accidens et la mort. »

OBSERVATION VIIe.

Rétrécissement à la partie supérieure du rectum.

« Un officier de la maison des Quinze-Vingts fut attaqué
subitement d'une colique très forte. Elle se manifesta par une
vive douleur dans le ventre, avec une tension considérable,
la fièvre, des vomissemens, enfin tous les accidens qui caractérisent la passion iliaque. Il ne rendait pas la moindre partie
des lavemens qu'on lui donnait : aussi le ventre devint-il
bientôt d'une grosseur et d'une tension énormes: il mourut le
seizième jour de la maladie.

« A l'ouverture du corps, dès que l'incision commença à pénétrer dans la cavité du bas-ventre, les intestins en sortirent avec effort ; ils étaient enflammés et excessivement gonflés par l'air et par les matières qui y étaient contenues : il fallut en parcourir exactement toute la longueur pour trouver le siège principal de la maladie. A l'endroit où l'intestin colon s'unit au rectum, vers l'angle obtus que forme la dernière vertèbre des lombes avec l'os sacrum, le rétrécissement était si considérable, qu'on put à peine introduire l'extrémité du petit doigt dans la cavité de l'intestin. *En l'examinant à l'extérieur, il semblait avoir été étranglé par une ligature avec un fil, si ce n'est qu'il n'y avait ni pli ni froncement.* Cette coarctation avait permis le passage des liqueurs injectées avec la *seringue à lavement, et n'en avait pas permis* l'expulsion.

OBSERVATION VIIIe.

Rétrécissement situé à la partie supérieure du rectum, administration, à l'intérieur, de quatorze onces de mercure à l'état métallique.

Cette observation est tout à fait semblable à la précédente, quant au siège du mal, mais l'attaque ne fut pas si subite ni les accidens aussi aigus. Pendant quatre ou cinq ans, alternatives de constipation qui durait trente jours consécutifs, malgré les lavemens, les tisanes laxatives, les potions huileuses, les fomentations émollientes et autres secours usités en pareil cas. On fit avaler au malade en plusieurs fois jusqu'à quatorze onces de mercure cru. On le fit promener à pied, à cheval, en carosse et en d'autres voitures plus rudes, sans aucun effet. Le ventre était excessivement tendu, et le malade était sur le point de périr : il pouvait à peine respirer. M. Charve, dans cette extrémité, chercha à découvrir si l'obstacle ne serait pas au rectum. Il introduisit à cet effet le *speculum ani*, par lequel il n'acquit aucune connaissance sur le siège du mal, mais il en parut résulter un bien ; le reste de la journée et dans la nuit suivante, le malade rendit par l'anus une si grande quantité de vents, que son ventre fut entièrement détendu. Il se croyait guéri, ayant pu se promener le lendemain pendant plus de deux heures ; c'était, comme nous l'avons dit, au bout de trente jours de constipation. Il survint un dévoiement qui dura quelques jours, et par lequel le malade rendit le mercure cru qu'il avait avalé. Il eut alternativement des constipations et des dévoiemens jusqu'à la fin du mois de mai qu'il mourut dans un état de fièvre et de langueur.

« A l'ouverture du cadavre il parut des matières fécales en assez grande quantité, qui enduisaient toute la surface des intestins, avec six à sept pintes d'eau épanchées dans la cavité de l'abdomen : l'épiploon était presque détruit : le colon dans toute son étendue était d'une grosseur monstrueuse, ayant au moins quatre fois plus de diamètre que dans l'état naturel ; il était fort enflammé, et dans sa partie inférieure il y avait une crevasse gangréneuse par laquelle les matières s'étaient épanchées dans la cavité du ventre. La cause de tous ces accidens se trouva à la partie supérieure du rectum : il y avait un resserrement si considérable de cet intestin, qu'on aurait pu à peine introduire une plume dans sa cavité. Ce resserrement était d'un pouce de longueur ou environ, et de l'épaisseur de cinq lignes. Les autres viscères n'avaient rien de remarquable (1). »

OBSERVATION IXe (2).

Rétrécissement attribué à un effort musculaire.

Un fabricant de sel, âgé de quarante-cinq ans, éprouva,

(2) Ce cas, très-analogue à celui de Talma, a été recueilli par Charve, chirurgien à Dôle, et est extrait, ainsi que le précédent (observé par Lafaye), du mémoire d'Hévin, sur la gastrotomie.

(2) Reil, Memorabilium clinicorum medico-practicorum, Halææ, 1790. vol. i. fasc. i. pag. 39. L'observation est intitulée : Lethalis alvi retentio a stenochoria intestinorum.

deux ans avant sa mort, en levant un lourd fardeau, une douleur très-vive, située au bas des lombes, vers le sacrum, et qui, pendant plusieurs jours, le retint au lit sans lui permettre le moindre effort, le moindre mouvement. Ces symptômes se dissipèrent peu-à-peu; mais il resta une grande constipation avec coliques. Les laxatifs et les lavemens suffirent long-temps pour vaincre la constipation.... On explorait quelquefois l'intestin par l'anus au moyen d'une bougie de cire qui, après avoir pénétré facilement jusqu'à dix pouces, rencontrait toujours au même endroit un obstacle qu'on ne pouvait plus surmonter...... A l'autopsie, on trouva, vis-à-vis la dernière vertèbre lombaire, l'intestin rétréci dans l'étendue de trois pouces, squirreux, dur comme du cartilage, et d'un diamètre qui pouvait admettre à peine l'extrémité du petit doigt..... L'ouverture supérieure du rétrécissement, tournée vers le colon, présentait une excroissance membraneuse, semblable à une valvule circulaire, qui, par l'arrivée des fèces, s'appliquait sur l'orifice et le fermait presque complétement..... On voit que cette maladie avait commencé deux ans auparavant, à l'époque où le fabricant de sel fut pris d'une forte douleur lombaire en levant un fardeau trop lourd. Le siége de la douleur et la nature de l'altération prouvent certainement que la douleur était causée par l'inflammation de la portion d'intestin qui a été trouvée lésée après la mort. L'inflammation, ne s'étant pas dissipée, avait donné lieu à la dégénération squirreuse et à l'induration des tuniques intestinales (1).

(1) Rien de plus hasardé que ces explications données par Reil. Quel rapport établir, en effet, entre un effort musculaire, sans hernie, et la lésion organique d'un intestin ? La science possède-t-elle d'ailleurs aucun fait qui établisse qu'un rétrécissement du gros intestin, de trois pouces d'étendue, avec transformation squirreuse et cartilagineuse des parois, puisse se développer dans l'espace de deux ans seulement ? Il est plus que probable que, si l'on avait bien interrogé le malade sur son état antérieur, on aurait découvert qu'il était constipé un grand nombre d'années avant

OBSERVATION Xᵉ.

Observation anatomique sur un étranglement de l'in-
testin rectum, occasionné par un pessaire (1).

Le sujet était une dame de quarante-huit ans, d'un tempérament sanguin et ayant eu plusieurs enfans. . . .

Ce qui a surpris, c'est que le rectum à six ou sept pouces environ au-dessus de l'anus était tellement serré et contracté dans toute la circonférence circonscrite d'un doigt,
qu'il semblait qu'on y eût fait une ligature, laquelle s'opposait à l'issue des vents et des excrémens, et qui opposait la
même résistance à l'introduction des lavemens. . . . . .

En recherchant, dans les parties voisines la cause de
cet étranglement, nous découvrîmes dans le fond du vagin,
immédiatement au-dessous de l'orifice de la matrice, un
pessaire solide, rond, ayant environ quatre pouces de circonférence, et un quart de pouce d'épaisseur, un peu émincé
sur les bords, ouvert par le centre, tels que sont les pessaires
ronds. . . . .

Ce pessaire avait été introduit depuis trois mois. . . . .
La malade en portait depuis sa première couche. . . . .
Les intestins étaient perforés en plusieurs endroits ; l'ou-
verture a paru aussi grande que la cavité d'une plume (2).

l'accident auquel on a attribué son rétrécissement.

Friere rapporte la même observation plus au long et avec figures, dans
sa thèse que je n'ai pu me procurer.

(1) Marquet, Traité de l'hydropisie et de la jaunisse. Paris, 1770,
pag. 160.

(2) La présence du pessaire n'a pas plus causé le rétrécissement que
l'effort musculaire ne l'a produit dans le cas précédent, que la station
assise dans le suivant.

OBSERVATION XI.

Sur une constipation incurable, par M. Lebeuf, lieutenant de monsieur le premier chirurgien à Coutras (1).

M. Bourseau, notaire royal et procureur au sénéchal de Coutras, âgé de soixante-six ans, fut attaqué vers le mois de décembre 1757, de quelques douleurs de colique, accompagnées de borborygmes qui se faisaient sentir par intervalles. Il les supporta sans employer aucun remède jusqu'au commencement du mois de mai suivant, que son estomac se gonfla, son ventre se tendit, et qu'il éprouva une constipation totale. Il tenta vainement plusieurs espèces de remèdes ; il rejetait tout ce qu'il prenait, sans pouvoir rien garder ; le hoquet se mit de la partie et le vomissement devint continuel : on eut recours au mercure, dont on lui fit avaler cinq onces, mais inutilement. Il mourut le sept ou huit de sa maladie, laissant le médecin, deux de mes confrères et moi persuadés que sa maladie avait pour cause un volvulus. Pour nous en convaincre, je fis l'ouverture de son cadavre, en présence de MM. Pointet, Chataignes et Joyeux, mes confrères. Nous parcourûmes le canal intestinal, que nous trouvâmes rempli de matières liquides et infectes, jusqu'à la tête du rectum où était situé l'obstacle que nous cherchions. C'était une excroissance charnue qui remplissait exactement la capacité de l'intestin dans l'espace de douze ou quinze lignes ; elle avait une consistance ferme et compacte, mais plus dure au centre qu'à la circonférence ; elle était si adhérente aux parois de l'intestin qu'elle semblait ne faire qu'un corps avec lui.

Je crois pouvoir attribuer la production de cette excroissance à la vie sédentaire que M. Bourseau menait : sa profession de notaire et de procureur l'obligeait à être presque toujours

(1) Journal de médecine et de chirurgie. 1760. t. XII, p. 123.

assis ; et lorsqu'il avait un moment de liberté , il l'employait à jouer pour se distraire. Dans cette situation , la tête du rectum a dû souffrir une légère courbure très propre à procurer l'arrêt des sucs nourriciers, dont les parties grossières ont sans doute formé cette tumeur.

OBSERVATION XIIe.

Fongus de la surface interne du rectum (1).

Une femme âgée d'environ quarante-deux ans se plaignait, depuis quelques années , d'une pesanteur avec un sentiment de tiraillement dans les lombes , qu'elle attribuait à une chute de matrice. Un poids considérable lui paraissait se précipiter vers les parties inférieures de l'abdomen , et le moindre exercice était suivi de douleurs violentes, dont le siège était principalement dans la région des lombes.

Elle avait eu beaucoup d'enfans , et , depuis quelques années, elle avait éprouvé fréquemment un dévoiement avec excrétion de matières sanguinolentes.

L'examen des parties, fait par le vagin, offrit au tact la matrice dans l'état absolument naturel , et elle était un peu plus basse qu'elle n'est ordinairement : à la partie postérieure du vagin, vers son fond on sentait un obstacle qui semblait appartenir au rectum. L'examen, fait par le rectum même , fit découvrir, à la hauteur à laquelle pouvait parvenir le doigt index, une tumeur mamelonée considérable, adhérente aux parois de l'intestin par une large surface. Cette partie touchée faisait éprouver quelques douleurs.

La malade allait fréquemment à la garde-robe , surtout la nuit ; mais les vents semblaient ne pouvoir franchir l'obstacle qui était au rectum : elle en rendait beaucoup par en haut. L'écoulement menstruel était suspendu depuis trois mois ; et tout annonçait l'époque de l'âge critique.

______
(1) Dissertation sur les squirrosités et le rétrécissement du rectum , par F. A. Bellet. Paris, an XIII (1805), p. 419.

Quelques douleurs, plus fortes que de coutume, dans la région des lombes, dans un temps qui répondait à l'évacuation périodique, déterminèrent à appliquer des sangsues à l'anus pour dégorger la tumeur de l'intestin, qu'on supposait devoir être plus douloureuse par l'effort du sang menstruel qui ne trouvait plus d'issue. L'effet fut un grand soulagement et une diminution remarquable dans le poids qu'éprouvait la malade vers les régions inférieures ; elle put faire plusieurs courses sans souffrir considérablement. Après deux ou trois semaines, un dérangement dans les digestions, quelques faiblesses, une sorte de défaillance avec tiraillement dans l'estomac, furent suivis, dans la nuit, des symptômes d'une inflammation subite dans toute l'étendue de l'abdomen, qui, au bout de douze heures, parut se calmer. La nuit fut bonne : au bout de trente heures, les défaillances se multiplièrent et se succédèrent, et au bout de trente-six heures, la malade mourut.

Autopsie cadavérique.

Le bas-ventre contenait une sérosité purulente assez abondante ; les intestins grêles, distendus, adhéraient entre eux et au péritoine ; les adhérences étaient faibles et se rompaient facilement ; leurs tuniques et celles de l'estomac étaient blanches, et ne présentaient aucune marque d'inflammation à l'extérieur et à l'intérieur ; l'épiploon était renversé sur la face antérieure de l'estomac, et le colon était caché sous les intestins grêles tuméfiés ; ils ne contenaient rien de remarquable.

Le corps de la matrice était en très-bon état, les deux ovaires étaient fort tuméfiés et remarquables à leur surface par des sillons très-profonds ; leur couleur était blanchâtre ; les deux trompes étaient enflammées, ecchymosées ; les pavillons noirs et comme gangrénés, et l'intérieur des trompes rempli de pus.

L'intérieur de la matrice et du vagin était parfaitement sain, mais le col et le museau plus gros qu'ils n'avaient paru à l'examen fait pendant la vie : le museau était rougeâtre, et contenait un peu d'humeur gélatineuse.

L'intestin rectum, sain extérieurement et dans sa tunique musculeuse, portait dans son intérieur, à trois pouces au-dessus de la marge de l'anus, une tumeur qui adhérait à toute sa circonférence interne, dans la hauteur environ de trois pouces ; sa forme inégale, mamelonée, très-volumineuse antérieurement, formait un étranglement qui laissait un passage très-étroit pour les matières ; sa substance était fongueuse, un peu molle à l'extérieur, et ferme dans le corps de la tumeur : entamée par le scalpel, elle offrit dans son intérieur l'aspect d'une substance gélatineuse, demi-transparente, d'un blanc sale et jaunâtre, soutenue par un réseau celluleux et ferme. Macérée dans l'eau, toute sa surface fut dépouillée de sa couleur livide, due aux vaisseaux distendus et au tissu extérieur ecchymosé ; elle paraissait blanchâtre, et était formée de grains gélatineux réunis aux gros mamelons. L'épaisseur des plus grandes portions de cette fongosité était d'environ un pouce et demi à deux pouces. L'intestin, tant au-dessus qu'au-dessous de cette tumeur, était parfaitement sain (1).

OBSERVATION XIII (2).

Rétrécissement voisin de l'anus. Incision au moyen du lithotôme.

La nommée Sarriou, âgée de trente-huit ans, entra, le 11 nivose an XII, à l'Hôpital Saint-Antoine, salle Sainte-Marie, n° 8, pour y être traitée d'un écoulement très-abon-

______

(1) La pièce anatomique a été modelée en cire et est déposée au muséum de la Faculté de médecine de Paris, sous le n. 233 L'observation a été communiquée à M. Bellet par le professeur Hallé.

(2) Dissertation sur les squirrosités et le rétrécissement du rectum, par E. A. Bellet. Paris, an XIII (1805), n. 419.

dant et ancien qui se faisait par l'anus. L'introduction du doigt dans l'intestin rectum fit reconnaître de petites tumeurs squirreuses, à deux travers de doigt de l'anus, et au-dessus un rétrécissement en forme de valvule, avec une ouverture dans son centre qui admettait à peine une sonde. La femme avoua qu'elle avait eu plusieurs maladies vénériennes, qu'elle avait subi plusieurs traitemens, et que, depuis le dernier, elle ressentait une pesanteur dans l'intestin avec des ténesmes et des envies d'aller à la selle. Elle éprouvait de la douleur, un météorisme tel, qu'elle craignait de se présenter à la garde-robe. Constipée depuis cinq jours, le chirurgien en chef ordonna qu'on lui administrât un lavement purgatif. Elle n'en reçut qu'une partie, qu'elle rendit peu de temps après. Les matières étaient dures, grêles, couvertes d'un enduit blanchâtre, et n'avaient que la grosseur d'une plume. On fit subir, de nouveau, un traitement anti-vénérien régulier à cette malade. Les tisanes sudorifiques avec la dissolution de sublimé (muriate suroxigéné de mercure), lui furent administrées, et le pansement se faisait avec des mèches de charpie enduites d'onguent mercuriel; on substitua, au bout de quinze jours, une canule de gomme élastique, qu'on retirait pour la nétoyer, et pour que la malade rendît les matières fécales. On la replaçait ensuite, et on augmentait son diamètre à mesure que la dilatation se faisait. On avait soin de donner des lavemens, et on injectait à la faveur de la canule.

Les excrémens passant avec plus de facilité et augmentant de volume, on supprima pendant quelques jours la canule, l'intestin revint dans le même état, et les mêmes difficultés, de rendre les excrémens, se présentèrent. C'est alors que le professeur Thillaye, ne pouvant rien obtenir des tentes, prit la résolution de fendre cette cloison. Il essaya d'introduire le petit coupe-bride, inventé par Desault : ne pouvant l'introduire, il y substitua le lithotome du frère Côme; le doigt index introduit dans le rectum jusqu'à l'obstacle, il porta dessus l'instrument, dont le talon répondait au n° 5, le fit entrer dans l'ouverture, et ouvrit l'instrument pour inciser sur un côté et le retourna pour faire une incision du côté opposé. Il sortit une grande quantité de pus fétide mêlé de sang. Il introduisit ensuite une tente de la grosseur du pouce ; elle entra avec facilité, et fut maintenue avec des compresses longuettes et un bandage en T. Le lendemain, on renouvela l'appareil. La malade ayant envie d'aller à la garde-robe, rendit les matières avec facilité et presque sans douleur. Au bout de six jours, on supprima la tente pour placer une canule de gomme élastique qu'elle a gardée pendant trois semaines. Elle est sortie de l'hôpital au bout de deux mois de traitement, et rendant les matières avec facilité et sans douleur.

OBSERVATION XIV.

Obturation membraneuse incomplète du rectum méconnue pendant la vie. Par Tuffet, second chirurgien en chef de la marine à Rochefort (1).

M. Grabeuil, chirurgien de la marine au port de Rochefort, d'un tempérament sanguin que caractérisaient la vivacité, l'inconstance et la gaîté qu'il portait jusqu'à la facétie, conservait encore à l'âge de cinquante-cinq ans tous les attributs de cet heureux tempérament. Toujours d'un bon appétit, il mangeait beaucoup, digérait avec facilité et ne comptait, dans tout le cours de sa vie, qu'une seule indigestion. De même qu'il est ordinaire à ceux qui ont navigué ou qui ont vécu dans les colonies, il aimait avec une sorte de passion les mets du plus haut goût.

Comme il avait été atteint de coliques fréquentes et de constipation dès le début de son existence, on accusa les nourrices d'être la cause de ces accidens ; de sorte qu'en trois ou quatre mois on lui en donna trois ou quatre. Cet état ré-

______
(1) Bulletin des sciences médicales, t. VII. p. 160.

sista depuis à des laxatifs répétés, et le ventre devint si volumineux et si pesant, que le jeune Grabeuil, incapable de marcher et de se tenir debout, vécut jusqu'à l'âge de dix à douze ans dans un fauteuil qu'on lui fit faire exprès; ce ne fut même qu'à quinze ans qu'il put en quitter entièrement l'usage, et prendre des culottes pour la première fois.

Les coliques, toujours suivies d'évacuations alvines, augmentèrent sensiblement de durée et d'intervalle, de sorte qu'après avoir duré dans le principe pendant quelques heures, elles parvinrent jusqu'au point de se continuer pendant un ou deux jours. De même les intervalles, qui ne furent d'abord que de six, huit ou quinze jours, avaient commencé dès l'âge de dix-huit à vingt ans à être de deux à quatre semaines. Aussi à cette époque (1774) M. Grabeuil, aide-chirurgien sur le vaisseau le Salomon, s'étant purgé en rade de l'Ile-d'Aix, afin de faire cesser une constipation déjà fatigante, n'eut de garde-robes que quarante jours après, sur l'île de Gorée, dans le Sénégal. La *débâcle* (c'était le nom que M. Grabeuil donnait à la sortie des matières fécales), commençait par l'issue d'un liquide aqueux roussâtre et fétide, qu'il recevait sur des linges dont il se munissait toujours dès qu'il éprouvait les coliques qui la précédaient. A cette sorte de fluide qui, suivant ses propres expressions, était moins opaque que le sang des menstrues, en succédait un autre plus épais, noirâtre et moins odorant. L'émission de ce dernier, quelquefois interrompue toutes les quinze minutes ou demi-heures, par des coliques qui donnaient encore lieu à l'émission du premier fluide, durait deux ou trois heures plus au moins.

Dans ces deux derniers tems de la débâcle, M. Grabeuil, incapable de retenir ses évacuations, avait besoin d'être debout pour les favoriser, de sorte qu'il aurait été presque inutilement tourmenté de coliques s'il avait été couché ou assis. Celles-ci devenaient ensuite si fortes, qu'il était obligé de se presser le ventre contre quelque chose, telle qu'une table, un canapé, et alors, dans quelque position qu'il se trouvât, couché, assis ou debout, sortaient des matières noirâtres et plus consistantes, dont l'issue, entrecoupée par des coliques qui revenaient toutes les demi-heures plus ou moins, était si considérable que les matières fécales rendues d'une colique à l'autre pouvaient quelquefois remplir à moitié un pot de chambre de grandeur ordinaire.

Cette circonstance se répétait jusqu'à six, huit ou dix fois ; venaient ensuite des vents qui remplaçaient la sortie des matières, et qui, précédés de coliques plus faibles, étaient rendus avec autant de fracas que de facilité, tant par le bas que par le haut, et surtout dans le premier sens.

Ce quatrième tems de la débâcle exigeait qu'il se tînt encore le ventre fortement appuyé contre quelque corps ; et il favorisait surtout l'opération qui le constituait, en s'inclinant en avant. Le ventre s'affaissait en proportion, et la santé, ainsi que l'appétit, qui avait éprouvé quelques altérations, reprenait bientôt son état naturel.

Plus volumineux que dans les hydropisies les plus considérables, régulier et uniforme dans tout son contour, l'abdomen avait cependant paru dans le principe plus gros du côté gauche que du côté droit ; et c'est même dans le premier côté que M. Grabeuil disait que les coliques commençaient, qu'elles se faisaient particulièrement sentir, et que le travail de la débâcle débutait de lui-même. Dans les longs intervalles entre les débâcles, M. Grabeuil n'éprouvait rien qui mérite d'être rapporté, si ce n'est que sa démarche devenait sur la fin pesante et difficile. Les personnes qui connaissaient son infirmité n'avaient besoin que de voir le bouton de son habit, pour décider de l'époque à laquelle il se trouvait par rapport à l'époque de ses évacuations ; car dès qu'elles avaient eu lieu, son habit était boutonné du haut en bas, tandis qu'à mesure qu'il approchait du tems des débâcles, il était obligé de défaire successivement de nouveaux boutons jusqu'à ce qu'enfin il n'en restât pas un seul employé.

Le ventre était habituellement si projeté en avant, que les bras, pendant sur les côtés, se trouvaient sur un plan postérieur à celui du dos.

Aussi était-ce en arrière qu'il croisait d'ordinaire les bras et qu'il boutonnait sa veste et sa culotte ; dans les tems de la plus grande accumulation des matières, il ne pouvait quelquefois rapprocher les mains sur le devant, de plus d'un pied ou d'un pied et demi. Aussi, incapable de se boutonner dans ce sens, n'avait-il de boutons à ses vestes et à ses culottes, que pour paraître se conformer à l'usage.

Il n'est pas hors de propos d'observer que M. Grabeuil, surtout dans les intervalles des débâcles, urinait si souvent qu'il avait cru rendre plus d'eau qu'il n'en buvait.

Je ne dois point omettre aussi, qu'il y a deux ans, lorsqu'il éprouva une débâcle tardive et une affection générale de la muqueuse gastrique, laquelle faillit se compliquer de putridité, je lui touchai l'abdomen, et je remarquai en frappant les flancs, une fluctuation sensible analogue à celle des hydropisies, quoiqu'elle parût plus sourde. A la partie antérieure on ne trouvait aucune fluctuation, mais tous les caractères des tympanites.

Telle avait été la position de ce chirurgien lorsqu'en août 1809 il fut pris d'une inflammation de toute la muqueuse gastrique ; cette affection, qui comprenait même la muqueuse de la bouche et des narines, paraissait avoir été précédée d'un catarrhe urinaire qui l'avait beaucoup inquiété pendant plusieurs jours. Son estomac extrêmement irritable n'ayant pu pendant quelques semaines conserver les boissons et les alimens, cet officier de santé s'est insensiblement éteint avec tout le calme de ceux qui périssent de maladies consomptives. Quelques jours avant sa mort, on remarqua que l'appartement, ainsi que toutes évacuations urinaires et alvines, exhalait une odeur pénétrante d'hydrogène phosphoré.

Autopsie cadavérique.

Jaloux d'être utile après sa mort à une profession qu'il avait honorablement exercée pendant sa vie, M. Grabeuil m'avait plusieurs fois manifesté le désir d'être ouvert. Je surmontai en conséquence toutes les difficultés que présentaient la famille et les localités.

L'abdomen, extrêmement arrondi, étendu et projeté en avant, n'a point été mesuré dans son contour, qui était très considérable ; frappé sur plusieurs points, le ventre résonnait comme un tambour et indiquait assez qu'il contenait de l'air.

La ligne blanche a été divisée par une incision cruciale, et l'on a ménagé les coups de manière que les parties intérieures de l'abdomen ne fussent pas intéressées. Les lambeaux qui en sont résultés ayant été relevés on n'aperçut qu'une sorte de globe, de la forme du ventre, arrondi comme il l'était à l'extérieur, et parfaitement égal dans toute son étendue, si l'on en excepte la saillie formée par la vessie, qui, semblable à une très petite poire aplatie, se trouvait à la partie inférieure du bas-ventre, beaucoup au-dessus du pubis et du côté droit.

A droite sur l'extrémité du plan transversal, passant par l'ombilic, se trouvait le cécum, puis, en remontant, le colon ascendant et le transverse soulevant le foie, dont la couleur était plus pâle et qui, élevé dans l'hypochondre gauche, ou plutôt comme logé dans le thorax, avait perdu la saillie de ses bords qui se trouvaient comme arrondis. L'S du colon, très élevée dans l'hypochondre gauche, semblait ainsi logée dans le thorax. Le bas-ventre paraissait donc, pour ainsi dire, rempli par le globe dont nous venons de parler.

Il était d'abord difficile de décider quelle pouvait être la cause de cette régularité parfaite qu'offrait le bas-ventre après cette première disposition ; on pouvait croire qu'elle dépendrait de la réunion de tous les intestins, par l'inflammation des surfaces péritonéales.

Cependant on ne pouvait concevoir que cette réunion eût pu faire disparaître toutes les bosselures des intestins. Au milieu de cette incertitude, on chercha, tant par des déchiremens que par des sections bien ménagées, à découvrir quelques points de la capacité péritonéale, lorsqu'on fit une ou

verture qui donna à l'instant issue à un gaz d'odeur d'hydrogène phosphoré, et il en résulta un affaissement général et
subit. Il ne fut plus permis alors de douter que la cavité ne
fût unique, sans division et tout-à-fait étrangère à ces tortuo-
sités que présentent les intestins, puisque la sortie du gaz fut
instantanée et complète : et de suite l'idée d'une grande dilatation intestinale, appartenant au rectum ou à une partie du colon, se présenta à mon esprit.

Au moins cinquante livres de matières fécales, d'une couleur brune noirâtre, ont été extraites à la faveur d'une écuelle
à chauffe-pied. Lorsque des lotions répétées eurent nettoyé
cette vaste cavité, le bas-ventre parut entièrement vide de
tous ses viscères, et l'on vit que le petit bassin était uniquement tapissé par la poche intestinale, qui n'était composé que
du rectum.

L'S du colon qui était extrêmement soulevée, formait un
repli auquel répondait intérieurement un cercle annulaire
analogue à des valvules conniventes renforcées. Cependant la
communication établie entre ces deux intestins se faisait librement, parce que l'ouverture avait au moins deux pouces de
diamètre. Cette S avait le double de sa grosseur ordinaire,
et elle était elle-même séparée du colon transverse par un
étranglement remarquable. Le reste du colon ainsi que le cécum ne présentaient rien de particulier, si l'on excepte une
légère ampliation dans leur volume ordinaire.

Au fond du petit bassin, dans un point qui correspond à
l'anus, et immédiatement au-dessus du sphincter de cette
partie, on apercevait une ouverture étroite capable de recevoir
le petit doigt, laquelle était formée par une bride circulaire
peu épaisse, que le scalpel divisa avec facilité, et qui n'a jamais pu être assez éloignée de l'anus, pour qu'elle ne fût pas
susceptible d'être atteinte par le doigt ou le coupe-bride ; mais
personne n'avait jamais pensé à faire une exploration qui pût
tendre à faire une découverte aussi importante, et dont les
résultats eussent été infailliblement heureux.

C'est sans doute à la résistance que cette bride a, dès la

primitive enfance, présentée à la sortie des matières stercorales, qu'il faut rapporter l'excessive dilatation acquise par le rectum, dans le cours d'une vie de cinquante-cinq ans, et non pas à une disposition native du rectum.

Au milieu de cette énorme distension de ses parois, le rectum a éprouvé, à diverses reprises, une inflammation qu'il a communiquée au péritoine qu'il recouvrait ; pendant que, d'un autre côté, ce même péritoine abandonnant, comme il le fait pour l'utérus dans la grossesse, le rectum qui se dilatait de plus en plus, celui-ci s'est trouvé lié d'une manière immédiate aux parois abdominales, de sorte qu'on n'a trouvé dans toute son étendue aucun vestige du péritoine ; d'ailleurs cette membrane était parfaitement saine sur les autres viscères qu'elle recouvre habituellement.

Les matières fécales contenues dans le colon, et en particulier dans son S, n'étaient point de la couleur de celles que renfermait le rectum ; et il est évident que celles-ci ne refluaient point dans la cavité de la première ; car, étant de couleur jaune dans le colon, elles avaient subi dans le rectum une altération analogue à celles que l'on trouve dans les latrines, lorsqu'elles y ont séjourné pendant plusieurs mois.

La sortie durable de ces matières ramollissait l'anus et le tenait dans une sorte de bain continuel, pendant que la projection de la membrane obturatrice tendait à dilater cette ouverture. Aussi cette dilatation était-elle parvenue au point que le médecin qui donnait des soins assidus au malade, ayant recommandé un lavement, madame Grabeuil répondit : Ah ! monsieur, il faudrait, au lieu de canule, introduire la seringue toute entière (1).

(1) Il manque, pour rendre cette observation plus intéressante, d'avoir examiné avec plus de soin la membrane obturatrice ; mais la nécessité de faire vite, l'obligation où l'on était d'opérer ses recherches au fond d'un appartement, et sur le plancher même, la privation de plusieurs moyens avaient porté à enlever le rectum et la membrane, afin de l'examiner plus à son aise. Un coup de scalpel a détruit en partie ce qu'on cherchait à conserver.

Nota. — Cette observation a été communiquée avec détail à la société médicale d'Émulation de Paris, par M. Robe-Moreau, docteur médecin à Rochefort. M. Renauldin en parle dans l'article *constipation* du dictionnaire des sciences médicales. Voici quelques particularités qui ne se trouvent pas dans le rapport de M. Tuffet.

M. Grabeuil passait dix, vingt, trente, quarante jours et même deux mois sans aller à la selle. Marié à quarante-deux ans, sa constipation devint plus opiniâtre encore, jusqu'en 1806, époque à laquelle elle dura quatre mois, au bout desquels il rendit des restes de raisins mangés l'année précédente.

Autopsie. L'anus était excessivement dilaté ; à trois centimètres au-delà de son orifice, une sorte de cloison fibreuse interceptait en partie le passage des déjections, et ne les laissait filer qu'à travers une ouverture de neuf à dix millimètres de diamètre. Immédiatement au-dessus de cette cloison, le rectum prenait un tel développement, qu'il occupait toute la cavité du bassin et de l'abdomen, dont il avait refoulé les viscères jusqu'au diaphragme, avec lequel il avait même contracté des adhérences (1). Cet énorme cloaque renfermait trente kilogrammes de matières pultacées, de couleur brune noirâtre, et d'une odeur infecte ; sa membrane muqueuse offrait une tache gangréneuse et deux ulcérations. Une partie du colon avait acquis l'ampleur que l'on trouve communément à l'estomac ; ce dernier organe, ainsi que les intestins grêles, le foie, la rate, les reins, plus ou moins comprimé par l'énorme sac, avait, au contraire, considérablement diminué de capacité et de volume.

(1) Cet intestin, de la capacité d'un gros barril, est conservé dans le musée de l'École de Médecine de Rochefort.

(*Médecine navale par* G. Forget. Paris, 1833, t. Ier, p. 459.)

OBSERVATION XVe.

Vomissemens dépendans d'un rétrécissement du rectum, et qu'on attribuait à une hernie ombilicale ancienne (1).

Une dame de quarante ans, affectée d'une hernie ombilicale ancienne, fut saisie de vives douleurs dans l'abdomen et de vomissemens, et resta sept jours sans évacuations alvines. La hernie étant douloureuse et irréductible depuis vingt-quatre heures, on essaya différens moyens tels que purgatifs et injection de fumée de tabac dans l'intestin. Si ces moyens échouaient, nous proposions, M. Ford et moi, l'opération de la hernie; par hasard, la malade nous dit que depuis plusieurs années elle était si constipée qu'elle ne pouvait aller à la selle sans grande difficulté, et que les excrémens étaient toujours d'un petit volume. Ces circonstances firent penser que le siège du mal était, non dans la hernie, mais dans le rectum. En effet, le doigt y découvrit, à environ deux pouces de hauteur, un rétrécissement qui en admettait à peine le bout. Une bougie, introduite dans l'intestin, fut laissée environ dix minutes. Bientôt après survint une copieuse évacuation, et avec elle disparurent tous les accidens. L'usage de la bougie continué pendant un mois, a élargi notablement le rétrécissement, et depuis sept ans la maladie ne s'est pas reproduite.

OBSERVATION XVIe

Rétrécissement, fistule anale, perforation de la cloison recto-vaginale. Traitement par l'incision et par les bougies (2).

En 1801, au dispensaire général de Westminster, une femme

(1) Copeland, observ. on the principal diseases of the rectum and anus. London, 1824, p. 113.
(2) Copeland, ouvrage cité.

qui avait accouché, trois ans auparavant, d'un enfant couvert de pustules syphilitiques, et qui avait elle-même la maladie vénérienne depuis deux ans, portait, près de l'anus, un rétrécissement qui pouvait à peine recevoir une très-petite bougie, un orifice fistuleux à la fesse, un grand condylôme à la marge de l'anus, et, pour comble d'infortune, une perforation de la cloison recto-vaginale. Une incision fut pratiquée dans la direction du sacrum, au moyen d'un bistouri boutonné, une grosse bougie fut laissée à demeure, et, en trois semaines, la défécation devint plus facile qu'elle ne l'était depuis deux ans ; mais la fistule ni la perforation ne purent se fermer complètement.

OBSERVATION XVIIe.

Noyau de prune arrêté au-dessus d'un rétrécissement (1).

Je fus prié de voir une femme qui avait avalé un noyau de prune. Il était arrivé jusqu'au rectum et là il avait obstrué le passage des fèces pendant long-temps. Depuis plus d'un an la malade n'allait à la selle qu'avec difficulté. L'examen fait, le rétrécissement fut trouvé à deux pouces au-dessus de l'anus. Une petite bougie ayant été introduite et une potion avec l'huile de ricin ordonnée, un ou deux jours après le noyau franchit le rétrécissement, et la malade se trouva soulagée ; je n'en ai plus eu de nouvelles.

OBSERVATION XVIIIe.

Rétrécissement en forme de soupape (2).

M. le docteur Valentin de Nancy donna lecture à l'Académie de Médecine, dans la séance du 22 mars 1825, d'un cas de rétrécissement considérable du rectum, qui entraîna

---

(1) Copeland, ouvrage cité.
(2) Arch. génér. de médec., t. 7 p. 601.

une constipation absolue chez un malade, pendant les six derniers mois de sa vie ; l'ouverture du cadavre fit reconnaître dans le rectum, à cinq pouces au-dessus de l'anus, un bourrelet annulaire qui rétrécissait l'intestin, au point qu'il pouvait admettre à peine le bout d'une sonde cannelée ; au-dessus du rétrécissement existaient plusieurs franges pédiculées, probablement formées par des tumeurs hémorrhoïdales, qui s'appliquaient sur l'ouverture à la manière des soupapes, de telle sorte que cette dernière était complétement fermée : au-dessus de l'obstacle le cœcum et le colon étaient énormément distendus par des matières dures et liquides ; toute la membrane muqueuse était finement injectée et d'une couleur rosée.

OBSERVATION XIXe.

Rétrécissement fibro-cartilagineux, situé à quatre pouces de l'anus et permettant à peine le passage d'une plume à écrire (1).

Madame M........, âgée de quarante ans, d'un tempérament sanguin, fortement constituée et s'occupant fort peu de sa santé, éprouvait depuis trois ans, époque de son dernier accouchement, une difficulté habituelle d'aller à la garde-robe. Souvent quinze jours s'écoulaient sans qu'elle allât à la selle, puis des douleurs très-vives, et qu'elle comparait à celles de l'enfantement, se faisaient ressentir, et étaient accompagnées de l'expulsion d'une petite quantité de matières, soit liquides, soit solides. En outre, elle se plaignait d'une sensation de chaleur douloureuse à l'instant où elle cessait d'uriner. C'est dans cet état que, le 30 août 1827, elle vint consulter M. le docteur Longueville. Celui-ci, soupçonnant quelque affection des organes contenus dans le bassin, procéda à leur exploration ; la matrice, quoique volumineuse, lui parut dans l'état sain ; mais son doigt, introduit dans le rectum et arrivé à trois ou quatre pouces de hauteur, fut

(1) Clinique des hôpitaux, t. 2 n° 31.

arrêté par un obstacle qui lui sembla un rétrécissement circulaire de l'intestin. Il tenta de franchir cet obstacle et y parvint, mais non pas sans causer de grandes souffrances à la malade ; alors il sentit, au-dessus de cette espèce de collet, une dilatation manifeste, résultat de l'accumulation des matières fécales. Il prescrivit l'usage journalier d'un lavement, et l'introduction dans le rectum d'une mèche de charpie enduite de cérat opiacé. Le onze décembre suivant, madame M........ revint près de M. Longueville, elle lui avoua qu'elle avait négligé de suivre le traitement, et qu'ayant eu, deux jours auparavant, une selle très-abondante et très-douloureuse, elle souffrait, depuis ce moment, beaucoup plus qu'à l'ordinaire. Ventre ballonné, douloureux à la pression ; déjections liquides presque continuelles ; nausées fréquentes, face pâle, grippée ; yeux entourés d'un cercle bleuâtre : langue sèche ; soif vive ; pouls petit et serré ; anxiété ; mouvemens continuels ; décubitus sur le dos ; extrémités froides. La limonade gommée, les saignées locales, les fomentations émollientes, les bains généraux furent ordonnés, mais sans succès ; les symptômes devinrent de plus en plus graves, et, le 13, à une heure du matin, elle expira.

L'autopsie fut faite quatorze heures après la mort. L'ouverture de la cavité abdominale donna lieu à l'écoulement de trois litres environ d'un liquide séro-purulent. Le péritoine était épaissi, injecté, pointillé ; les intestins, fortement distendus par des gaz, étaient recouverts de membranes accidentelles, jaunâtres, molles, récentes, et de nature albumineuse ; la même substance remplissait les espaces qui séparaient les circonvolutions les unes des autres. Le rectum, mis à découvert, présentait, dans presque toute son étendue, une dégénérescence fibro-cartilagineuse de la tunique musculaire et de la couche cellulaire qui l'unit à la membrane muqueuse ; cette dernière offrait, dans les environs de l'anus, un assez grand nombre de veines variqueuses très-développées et gorgées d'un sang noir qui donnait à cette partie un aspect marbré. A quatre pouces à peu près de l'orifice de cet intestin, se trouvait un rétrécissement circulaire, permettant à peine le passage d'une plume à écrire, et qui, par conséquent, s'était considérablement augmenté depuis le 3o août, époque où il avait été possible d'y faire pénétrer le doigt. La membrane muqueuse, dans ce point, était saine, mais amincie, la tunique musculaire et les deux couches celluleuses qui l'unissent aux membranes péritonéale et muqueuse, étaient transformées en tissu grisâtre, épais, nacré, dur et résistant à l'instrument tranchant.

OBSERVATION XXe.

Rétrécissement, peut-être congénital, à trois pouces de l'anus (1).

Mademoiselle J. B...., âgée de vingt-quatre ans, d'une petite stature et d'une complexion très-délicate, ne put rendre le méconium à l'époque de sa naissance. Elle fut alors examinée par une sage-femme, qui, sans doute, reconnut un rétrécissement dans le rectum, et introduisit aussitôt dans cet intestin un suppositoire fait avec du savon. Soit que la déchirure de l'obstacle fût incomplète, soit que plus tard elle se fût cicatrisée en partie, la jeune malade n'en éprouva pas moins, pendant son enfance, de grandes difficultés d'aller à la selle. Divers remèdes furent administrés sans aucun résultat avantageux. Toutefois, lorsque la menstruation commença à s'établir, les matières fécales prirent aussi leur cours naturel.

Mademoiselle B.... jouit deux ans d'un bien-être qu'elle n'avait encore jamais éprouvé ; pendant cet espace de temps, sa santé s'améliora de plus en plus, et elle prit de l'embonpoint. Mais au moment où elle pensait n'avoir plus rien à craindre de son ancienne infirmité, ses souffrances se réveillèrent ; on reconnut chez elle une tuméfaction considérable de l'abdomen ; le point le plus saillant était à gauche de l'ombilic ; là aussi était le siège de douleurs vives qui s'étendaient vers la région épigastrique. Privé de renseignemens exacts,

(1) Voir Biblio. médic., mai 1828.

et gêné d'ailleurs par un sentiment de pudeur mal entendu, qui portait la malade à refuser obstinément de se soumettre à un examen, M. Thume pensa qu'il existait un rétrécissement du gros intestin, au-dessus de la portée du doigt, et il se borna à proposer une diète végétale, des fomentations émollientes, des bains de siége et des lavemens purgatifs. L'écoulement menstruel s'étant supprimé, des sangsues furent appliquées à la vulve. Mais tous ces moyens, qui d'abord produisirent un peu de soulagement, ne tardèrent pas à devenir entièrement inefficaces. On voulut combattre la constipation qui durait depuis six mois, et pour cela on administra une once d'huile de ricin dans une petite quantité d'excipient ; mais ce laxatif eut à peine été ingéré, que des coliques violentes, des vomissemens, le hoquet et les autres symptômes du *miserere* se manifestèrent, et après huit jours de souffrances inexprimables, la malade succomba.

A l'ouverture du cadavre, on trouva l'abdomen très-dur et énormément distendu. Une incision, ayant été pratiquée sur la ligne blanche, fut à peine commencée au-dessous du sternum, qu'elle se prolongea d'elle-même en s'accompagnant d'un bruit semblable à l'explosion d'une arme à feu. Les intestins, n'étant plus contenus par les muscles abdominaux, se déchirèrent, et il en sortit une quantité considérable de matières fécales, qui furent lancées avec beaucoup de force. Le foie était adhérent à l'arc du colon ; l'estomac et les-intestins grêles étaient complètement vides, et leurs vaisseaux sanguins étaient injectés ; les gros intestins avaient trois décimètres vingt-quatre millimètres de circonférence, et renfermaient de trente à quarante livres environ d'une matière ressemblant à de la boue sèche ; le rectum était épaissi et enflammé, et sa cavité était interrompue, à trois pouces à peu près au-dessus de l'anus, par une espèce de bourrelet ou de cloison transversale, percée à son centre d'une ouverture dans laquelle on pouvait à peine introduire l'extrémité du petit doigt.

OBSERVATION XXIe.

*Rétrécissement pouvant admettre à peine l'extrémité
d'un stylet mousse, et situé à la réunion du tiers
supérieur avec les deux tiers inférieurs du rectum (1).*

Une couturière âgée de trente-neuf ans devient, sans cause
connue, sujette à de la constipation et à des douleurs profondes et obtuses dans le bas-ventre. Un jour ces douleurs
prennent beaucoup d'intensité, surtout vers la fosse iliaque
gauche, et s'accompagnent de nausées, de vomissemens et
d'une constipation absolue. Mais, après quarante-huit heures,
la malade expulse, tout à coup, par l'anus beaucoup de gaz
et quelques matières fécales dures, et le calme se rétablit.
Ces accidens s'étant reproduits à deux reprises de la même
manière, et nul symptôme de phlegmasie abdominale
n'existant, on commence à soupçonner un obstacle mécani-
nique au cours des matières; on explore le rectum avec une
grosse sonde de gomme élastique; l'instrument est d'abord
arrêté au niveau de la partie supérieure du vagin par le col
de l'utérus, qui est dans un état d'antéversion considérable;
cependant ce n'est pas là qu'est le véritable obstacle, il est
situé plus haut, à peu près au niveau du premier trou sacré
antérieur. Non seulement la sonde ne peut pénétrer au-delà
de ce point, mais il en est de même des lavemens qu'on injecte dans cette sonde après en avoir retiré le mandrin. Pendant trente-cinq à quarante jours, la malade est plus ou
moins mal, selon que les gaz intestinaux s'accumulent dans
le ventre ou s'échappent par la bouche; dans le premier cas,
l'abdomen est tuméfié, fait entendre des borborygmes; des
bosselures dues aux circonvolutions intestinales saillent à
travers la peau; la moindre boisson amène la nausée, il y a

(1) Adressée à l'académie de médecine par un de ses correspondans,
M. Lebidois fils, de Caen, et lue à la séance du 20 novembre 1828.

dyspnée, anxiété, insomnie, rétraction des traits, etc., tout cela diminue quand la malade peut rendre les gaz intestinaux. Elle périt enfin dans un état de faiblesse et de marasme extrême.

Autopsie cadavérique. Canal intestinal considérablement distendu, estomac et duodénum triplés de volume, intestin grêle gros comme le bras; l'S iliaque du colon bouche presque à elle seule l'entrée de l'excavation du bassin; tout l'intestin, du cardia au rectum, est gorgé d'une matière brune semi-liquide, d'une odeur fécale : à l'union du tiers supérieur du rectum avec ses deux tiers inférieurs, rétrécissement tel que l'intestin peut à peine admettre en cet endroit l'extrémité d'un stylet mousse; ce rétrécissement n'a que deux lignes de long; l'intestin paraît froncé sur lui-même, comme il le serait par l'action d'une ligature; aux environs, aucune disposition organique qui ait pu produire cet effet; seulement des adhérences celluleuses, de fausses membranes organisées qui unissent ce point du rectum aux parties circonvoisines. La partie supérieure du rétrécissement offre, à son pourtour, une ulcération de l'étendue d'une pièce de dix sols, dont le fond est rugueux, d'un gris rougeâtre, et les bords sont irréguliers, fongueux, épais et friables; au-dessous, l'intestin a son calibre ordinaire.

OBSERVATION XXIIe.

Histoire de la maladie de Talma. Exemple unique d'oblitération complète du rectum (1).

D'une constitution saine et vigoureuse, Talma avait joui dans sa jeunesse d'une santé parfaite, qui n'était troublée que par l'irrégularité des fonctions du ventre. Lors de ses débuts sa voix forte et sonore perdait son éclat après les premières

(1) Répertoire général d'anatomie et de physiologie pathologiques, tome III, 1er trimestre 1827. — La pièce anatomique a été modelée en cire, et est déposée au Muséum de la faculté de médecine de Paris, sous le numéro 233 *bis.*

scènes; il éprouvait de la plénitude, des coliques; les lavemens émolliens jusqu'alors peu employés, lui rendirent toutes ses facultés physiques, et depuis lors il en continua l'u-
sage.

Cependant le rétablissement n'était qu'incomplet; en 1802
il consulta Corvisart, dont les conseils ne lui procurèrent que
des avantages peu durables.

En 1809, il eut des vomissemens et autres accidens abdominaux graves; l'administration d'un purgatif donna lieu à
une diarrhée; aucun aliment ne pouvait être supporté; signes
d'irritation de tout le canal alimentaire; après plusieurs
semaines il ne lui resta que la gêne des fonctions intestinales.

En septembre 1825, à l'âge de soixante-deux ans, les dérangemens du ventre devinrent plus fréquens. Alternatives
de dévoiement et de constipation, déjections mêlées de sang
et de mucosités diffluentes ou moulées en cylindres très étroits
comme ceux d'un enfant. Au mois de mars suivant, quelques
symptômes de congestion cérébrale furent traités révulsive-
ment par les lavemens d'eau salée qui accrurent l'irritation du
rectum.

Talma fit vers cette époque une perte douloureuse dont il
lui resta une impression profonde et des pressentimens si-
nistres.

Au mois de juin un médecin étranger conseilla une application de sangsues à l'anus, puis une forte infusion de camomille, des lavemens avec addition de castoreum, et de l'huile
essentielle de menthe dans de l'eau sucrée. Cette médication
aggrava les accidens. Un médecin familier de la maison écrivit alors que la maladie était une *duodénite intense*. Dix sangsues à l'épigastre et des révulsifs aux pieds (révulsifs dont
l'emploi paraissait d'autant plus indiqué qu'il y avait eu quelque tems auparavant de légers accès de goutte) amenèrent un
mieux sensible. Du petit-lait à la glace procura une selle assez
copieuse composée de matières non moulées. Les lavemens ne
pénétraient pas dans le ventre.

La maladie, en se prolongeant, prenait un aspect plus sé-
rieux. Les douches ascendantes n'avaient produit aucune évacuation malgré que le jet en fût lancé avec assez de force. Il
y avait des éructations fréquentes et anorexie complète. La
langue était blanche, la bouche pâteuse, le pouls large et développé avec un peu de fréquence.

Dans une première consultation, MM. Lebreton, Breschet,
Marc et Biett pensèrent qu'il y avait un obstacle physique au
cours des matières; ils prescrivirent l'huile d'amandes douces
à doses fractionnées à l'intérieur, les frictions sur le ventre
avec l'huile de camomille camphrée, et les bains de jambes
avec addition d'acide nitro-muriatique. Le surlendemain,
cette médication étant restée sans effet, on administra quatre
onces d'huile de ricin, dont les dernières doses furent reje-
tées. Le même médicament fut inutilement donné en lavemens. Le hoquet, des nausées et des vomissemens annoncè-
rent une péritonite qu'on combattit par les sangsues.

Le 10 juillet M. Dupuytren fit pénétrer une sonde œsophagienne dans le rectum jusqu'à six ou sept pouces de hauteur.
En cet endroit la sonde rencontrait un obstacle que M. Dupuytren était porté à attribuer à une coarctation de l'intestin,
suite d'une altération de la membrane muqueuse.

M. Broussais pensait que la rétention des matières était due
à une gastro-entérite; M. Fouquier l'attribuait à un obstacle
mécanique et voulait qu'on employât le *croton tiglium*. On
l'administra en lavemens; il en résulta des selles qui furent le
signal d'une grande amélioration. Sur la demande du malade
on substitua l'eau de Seltz au petit-lait. Il en but dans une
nuit neuf demi-bouteilles qui fournirent deux à trois pintes
d'urine limpide.

Talma partit, à la fin de juillet, pour la campagne où il recouvra d'abord une partie de ses forces; mais comme il ne
pouvait pas toujours s'empêcher de céder aux désirs de son
appétit, sa santé ne se rétablit pas comme on avait pu en concevoir l'espérance. Au contraire les évacuations alvines devin-

rent de plus en plus rares et difficiles, et alors commença une hydropisie presque générale.

Cette dernière circonstance avait paru à un médecin qui visitait alors Talma à la campagne, mais qui ne l'avait point vu dans le cours de sa maladie, une indication manifeste à l'emploi d'une alimentation plus substantielle. Fort de cette autorité, Talma exigea des alimens, oubliant ainsi les précautions sévères que lui avaient recommandées ses médecins de Paris.

De retour le 18 septembre, l'appétit s'était complètement perdu, la langue était nette, humide, d'un rouge obscur; point de soif; le ventre était gonflé dans toute son étendue; le canal intestinal se dessinait à travers les parois; on reconnaissait surtout le colon transverse et le colon descendant; ce dernier avait acquis un volume énorme au-dessus du bassin. La pression, circonscrite sur un point ou exercée sur une grande surface, ne développait aucune douleur. Il y avait des borborygmes fréquens; les mouvemens de l'intestin étaient quelquefois si prompts, si subits que ses courbures soulevées avec force venaient frapper les parois abdominales. Le ventre était complètement fermé; il n'y avait même pas une seule émission de gaz depuis vingt-trois jours : le pouls battait de quatre vingt à quatre-vingt-six pulsations. Il était facile à déprimer. Le malade, quoique considérablement affaibli, pouvait encore faire quelques pas dans sa chambre. Les traits avaient conservé leur noblesse et leur expression habituelles.

Le 20 les médecins consultans trouvèrent l'état de Talma sensiblement aggravé : M. Fouquier, fidèle à ses premières opinions, considéra l'irritation comme étant entretenue par la rétention des matières fécales, et proposa en conséquence une médication purgative.

M. Broussais, regardant toujours la phlegmasie comme essentielle, et la rétention des matières comme accident consécutif, voulait que l'on eût de nouveau recours à l'application de sangsues autour de l'ombilic et qu'on continuât les émolliens. M. Marc exprima ses craintes sur l'existence d'un princ'pe arthritique. Il se prononça pour l'emploi de révulsifs énergiques sur les membres abdominaux.

M. Dupuytren reconnut avec MM. Breschet, Lebreton et Biett que l'irritation nouvelle survenue à la suite de l'indigestion, était un accident fâcheux, mais qui avait acquis plus de gravité encore par la rétention des matières ; que cette rétention devait toujours être attribuée, ainsi qu'il l'avait dit précédemment, en partageant l'avis de ses confrères, à un rétrécissement organique de l'intestin. Il adopta l'avis de M. Breschet auquel s'étaient déjà rendus MM. Lebreton et Biett sur l'essai des bains sulfureux, des douches en arrosoir sur l'abdomen secondées par quelques douches ascendantes simples dans le rectum.

Il fut décidé en conséquence que Talma se rendrait à Enghien pour y faire usage des bains et des douches.

Les selles ne se rétablissant pas, on employa pendant plusieurs jours des purgatifs à l'intérieur et en frictions, et on ne fut pas plus heureux.

Le 12 octobre, M. Bourdois adopta l'idée d'un obstacle mécanique, et M. Ferrus celle d'un rétrécissement du canal intestinal.

M. Chaussier parut flotter entre l'existence d'une phlegmasie primitive et celle d'un obstacle mécanique. MM. Bégin et Amédée Talma admettaient une entérite primitive et peut-être une coarctation comme en étant dépendante. Sur onze consultans neuf se prononçaient pour l'administration des purgatifs par le rectum. On continua l'usage des bains gélatineux et des émolliens, et dès le lendemain, sur l'avis de M. Biett, on appliqua le galvanisme après la sortie du bain. On établit d'abord un courant de la bouche au rectum, puis sur divers points du canal intestinal. Pour agir plus près de l'obstacle, on avait introduit dans l'anus une tige métallique en forme de canule. La pile était composée de quarante paires. Son action était énergique et douloureuse. Les contractions de l'intestin étaient très prononcées. Après quelques minutes, le malade exprima le besoin d'évacuer ; il fut placé sur la chaise, mais après les plus grands efforts, il ne rendit que quelques gouttes de sanie. Un lavement émollient donné immédiatement ramena quelque peu de matière mêlée de mucosités. Pour la première fois, depuis quarante cinq jours, il y eut une émission de gaz. Mais tous ces moyens furent inutiles; Talma expira le 19 octobre 1826.

Nécropsie. — Le corps était dans un état d'émaciation très grand; les membres et la verge étaient infiltrés; le ventre seul présentait un énorme développement, et dans tous ses points une résistance élastique et une couleur verte très prononcée.

A l'ouverture de l'abdomen, une grande quantité de fluides élastiques s'échappa de la cavité du péritoine. Cette membrane offrait çà et là des taches rougeâtres. Le canal intestinal mis à découvert était énormément développé et distendu par des gaz et des matières stercorales. La convexité et les côtés de l'intestin présentaient sur toute leur longueur deux bandes d'un rouge pâle; cette rougeur était plus foncée dans les duplicatures de ce canal. Le sommet du colon ascendant et le commencement du colon transverse adhéraient intimement et par le moyen d'un tissu cellulaire fibreux, à la face concave, au bord libre du foie, et à la vésicule du fiel.

La masse des intestins ayant été soulevée, on trouva à leur surface et entre leurs circonvolutions, une certaine quantité de matière ayant la couleur du bistre et qui devenait sensiblement plus abondante à la hauteur du bassin; le reste de cette cavité était rempli par un vaste sac résultant de la dilatation du rectum. Ce sac ayant été soulevé on trouva derrière lui, à six pouces au-dessus de l'anus, un rétrécissement circulaire d'environ deux pouces de longueur, par lequel l'intestin étranglé était réduit à un cylindre consistant et dur, d'environ trois lignes de diamètre. La surface de ce cylindre était rougeâtre et parcourue en divers sens par des brides celluleuses et fibreuses; elle offrait des sillons analogues à ceux d'une bourse dont l'ouverture est fermée et froncée par ses cordons.

Immédiatement au-dessus de ce rétrécissement, existait à la face antérieure de l'intestin et au centre de la dilatation déjà indiquée, une ouverture irrégulièrement arrondie, d'un pouce environ de diamètre. Cette ouverture donnait issue à des matières en tout semblables à celles qui étaient épanchées dans l'intérieur du petit bassin, ou répandues à la surface de l'intestin. Un cercle d'un brun foncé, d'un pouce et demi de diamètre, environnait la perforation que nous venons de décrire.

La partie du rectum située au-dessous du rétrécissement était réduite au volume de l'intestin grêle d'un enfant. La partie située au-dessus au contraire était énormément dilatée. Cette dilatation remontait du gros intestin à l'intestin grêle jusqu'à l'estomac, qui était vide et de volume ordinaire. Elle donnait au gros intestin des diamètres de cinq à six pouces, à l'intestin grêle des diamètres de trois à quatre pouces.

Le rectum ayant été enlevé avec précaution du bassin, on put voir dans la partie dilatée de cet intestin, la face interne de la perforation qui avait donné lieu à l'épanchement des matières stercorales. Les bords de cette ouverture avaient contracté au dehors quelques adhérences avec la partie antérieure de l'intestin, immédiatement au-dessous du point rétréci.

La partie malade de l'intestin n'offrait aucune trace apparente de canal, de telle sorte qu'il semblait n'exister aucune communication entre le bout supérieur du canal intestinal et son bout inférieur.

Mais comme au-dessous de cette partie existait une légère ulcération qui se trouvait en contact avec la perforation que nous avons décrite plus haut, on concevait comment cette communication avait pu être accidentellement rétablie pendant la vie, et permettre la sortie de quelques gaz et de quelques matières par l'anus.

La maladie qui avait produit l'oblitération de l'intestin occupait une étendue d'environ un pouce et demi dans la longueur du rectum. Celui-ci, dépouillé de tout ce qui lui était étranger, était réduit, dans la partie malade, au volume d'une plume ordinaire, et formé par une substance cellulo-fibreuse au centre de laquelle on ne découvrait aucune cavité. Il semblait que dans ce point l'intestin eût été étranglé par une ligature fortement serrée. La membrane muqueuse de la partie de l'intestin située au-dessus du rétrécissement était complètement exempte d'inflammation. Cette même membrane offrait au-dessus une couleur rouge intense , avec épaississement des parois du rectum ; ce qu'on pouvait regarder comme un effet des stimulations répétées auxquelles cette partie avait été soumise pendant les derniers temps de l'existence du malade.

L'intestin ouvert dans toute son étendue , et débarrassé de la grande quantité de matières qui le remplissaient, offrait à l'intérieur des rougeurs violacées sur les bords libres des valvules conniventes , et des taches ecchymosées dans l'intervalle de ces valvules sur une portion de l'iléon d'environ un pied d'étendue.

L'intérieur du colon était sain, si l'on exceptait quelques teintes plus foncées qui coloraient certains points de son étendue. L'intérieur de l'estomac présentait dans le grand cul-de-sac une tache brunâtre, de couleur bistre, de deux pouces environ d'étendue, et des stries rougeâtres et arborescentes nombreuses à sa surface.

L'orifice pylorique était sain.

L'intérieur du duodénum offrait un aspect granuleux et une teinte rougeâtre.

La vésicule du fiel avait acquis un volume considérable ; elle était comme divisée en deux parties par les brides cellulo-fibreuses mentionnées plus haut. Elle contenait une grande quantité de bile noire. Sa membrane interne avait une couleur foncée.

Les autres organes étaient sains , à l'exception du cœur qui présentait, vers sa pointe, un anévrysme partiel du ventricule gauche, altération curieuse et très rare qui n'avait aucun rapport avec la maladie principale et dont la description serait ici superflue.

OBSERVATIONS PARTICULIÈRES

OBSERVATION XXIIIe

Abcès du bassin se vidant dans le rectum et donnant lieu à un rétrécissement à trois pouces et demi de l'anus. Fausse route commencée par l'ancien procédé de dilatation, et rendue mortelle par le nouveau. Péritonite. Mort. Autopsie.

Dosomon, Marie-Catherine-Mélanie, âgée de trente-trois ans, chapelière, réglée à dix-sept ans, mère de deux enfans, n'avait jamais été malade lorsque arrivée à sa trentième année, elle éprouva un grand feu dans le rectum ; douleur au bas-ventre, constipation opiniâtre, coliques, météorisme. Un médecin appelé dès le début, ne voulut pas explorer le rectum, ainsi que l'en priait la malade ; il dit que c'étaient des hémorrhoïdes et se contenta de prescrire des tisanes et des applications émollientes. Les accidens s'aggravant, on fit plusieurs applications de sangsues au bas-ventre, et une grande amélioration s'en suivit. Deux prises du remède de Leroy fatiguèrent beaucoup la malade, qui n'en voulut plus faire usage. La défécation devint très-pénible. Les matières se présentèrent d'abord sous forme de noyaux durs ; plus tard, leur calibre décroissant, c'étaient des cylindres courts et enfin des rubans de six lignes de largeur sur trois d'épaisseur. Une tumeur située vers la fosse iliaque gauche avait varié de grosseur ; elle avait eu, disait la malade, jusqu'au volume du poing, et paraissait diminuer après chaque selle. Depuis cette maladie, il y eut presque constamment des alternatives de constipation et de dévoiement ; les lavemens ne pouvaient pas être gardés ; le coït fut souvent douloureux ; les règles ne reparurent plus. Cependant la malade reprit les occupations de son état jusqu'à ce que la constipation, devenue de plus en plus fatigante, l'eut forcée le 26 mai 1827 à entrer à l'Hôpital de la Charité.

MM. Boyer et Roux eurent bientôt reconnu un rétrécissement du rectum, et firent introduire des mèches suivant le procédé de Desault. Après cinq ou six semaines de ce traitement, des accidens analogues à ceux qui avaient signalé le début de la maladie, s'étant reproduits, on prescrivit des bains de siége et un régime convenable ; tout pansement fut suspendu pendant un mois. On revint ensuite aux mèches dont on augmenta graduellement le volume, et qu'on ne put jamais placer au-delà de quatre à cinq pouces malgré l'attention que l'on avait de leur donner une forme conique assez aiguë. Six mois s'étaient déjà écoulés sans que la malade éprouvât aucun soulagement. M. Roux me permit alors de la soumettre au nouveau mode de dilatation. Le 5o novembre, j'introduisis le doigt dans le rectum, et je pus à peine arriver jusqu'au rétrécissement, qui me parut assez étroit pour me faire présumer que les mèches ne l'avaient jamais franchi. J'en eus bientôt la certitude, lorsque en plaçant une chemise au moyen d'une sonde élastique du numéro 7, je la sentis s'engager dans un canal étroit, et rencontrer un obstacle insurmontable. Il me fallut employer une certaine violence pour introduire une mèche très-petite. Il s'écoula quelques gouttes de sang, et la malade éprouva une vive douleur.

Premier décembre, même pansement. Le soir la malade se plaint d'une douleur sourde dans le ventre (julep).

Deux décembre, troisième et dernier pansement. Suivant l'avis de la malade, je fis en sorte de porter la chemise plus loin ; j'éprouvai la sensation d'une résistance vaincue, du passage de l'instrument d'un canal étroit à une cavité plus grande, et je crus avoir franchi le rétrécissement. Dans la soirée la douleur augmente, vomissemens, frissons, in-

somnie. Depuis ce moment, il se forma une violente péritonite accompagnée d'érisypèle à la vulve, et la mort survint le
dix-huit décembre à sept heures du matin.

Autopsie faite 26 heures après la mort. Le bassin contenait
une quantité notable de sérosité purulente et des flocons
fibrineux. Des adhérences anciennes unissaient fortement le
rectum, l'utérus, l'ovaire gauche et l'épiploon. Tous ces organes, à l'exception du premier, paraissaient sains. La vessie,
un peu rouge à sa surface interne, renfermait quelques onces
d'un liquide lactescent.

Le rectum était altéré dans toute son étendue, et son calibre moindre surtout dans sa moitié supérieure. Ses parois
considérablement épaissies avaient une consistance telle
qu'elles conservaient leur forme cylindrique malgré la pression des parties voisines, et même après avoir été fendues
dans toute leur longueur. Les couches musculaires, circulaire
et longitudinale, étaient très-faciles à reconnaître et à distinguer sur la section à cause de l'espèce d'hypertrophie
quelles avaient subie ainsi que la couche cellulaire inter-
posée. Le tissu cellulaire extérieur aux tuniques musculaires,
blanc, dur, élastique, comme fibreux, était très-épais, surtout vers l'anus et du côté gauche. Il lui manquait cependant
plusieurs des caractères du véritable squirre, du squirre susceptible de dégénérer en cancer. Le tissu cellulaire sous-
muqueux, hypertrophié et induré, unissait la membrane interne aux autres tuniques, au point de ne lui permettre
aucune mobilité sur elles, et de ne pouvoir en être séparée
qu'à coups de scalpel. Cette même membrane avait perdu son
poli, sa mollesse, depuis l'anus jusqu'à la fin de l'S iliaque du
colon, point où toute altération cessait brusquement.

A trois pouces et demi environ au-dessus de l'anus, il
existait une plicature de l'intestin dans laquelle étaient com-
prises toutes ses tuniques ; formée aux dépens des parois
antérieure et latérale gauche, elle ressemblait à une valvule
sigmoïde. Son bord libre et tourné en bas était en contact
avec les parois postérieure et latérale droite, de manière

qu'elle interceptait tout passage de bas en haut. Sa concavité tournée aussi en bas était disposée en cul-de-sac, et présentait une perforation de quatre lignes de diamètre, dont l'entrée était organisée comme une fistule ancienne. En suivant cette perforation, on pénétrait dans une cavité de dix lignes de haut sur dix-huit à vingt lignes de large, formée par la face antérieure du rectum, et postérieure du corps et du col de l'utérus, et entièrement séparée de la cavité abdominale par d'anciennes adhérences qu'avaient contractées avec ces parties l'ovaire gauche (cet ovaire présentait un kiste), le ligament large du même côté, et le bord libre de l'épiploon. De cette cavité partait une autre perforation récente suivant la direction de la première, et allant se rendre dans le rectum immédiatement au-dessus de la base de la plicature. De l'entrée de l'une des perforations à la sortie de l'autre, il y avait un trajet de dix-huit lignes environ, et aucune déchirure n'établissait de communication avec la cavité péritonéale. Un autre trajet fistuleux faisait communiquer la cavité accidentelle avec la portion du rectum inférieure au rétrécissement, et son orifice de 2 lignes de diamètre était situé un peu au-dessous et à droite de celui de la première perforation.

Cette observation est féconde en sujets de réflexion. La marche de la maladie me semble avoir été la suivante : les symptômes graves éprouvés dès le début (1) indiquent une péritonite locale qui aura donné lieu à un abcès. Cet abcès venant à s'ouvrir dans le rectum par deux fistules, les parties qui en formaient les parois, seront revenues sur elles-mêmes, et ainsi aura eu lieu la plicature. Cet obstacle ayant gêné les fonctions du rectum, cet intestin aura dû subir une altération de tissu que je regarde comme secondaire. Plus tard, lorsqu'on commença le traitement, les mèches arrêtées par la plicature se seront peu à peu engagées dans l'un des trajets fistuleux, jusqu'à ce que de nouveaux symptômes aient

____

(1) Ils ont eu peut-être, pour point de départ, l'ovaire gauche.

fait suspendre le traitement. Durant la deuxième période, les mèches auront pénétré dans la cavité accidentelle, et auront commencé la seconde perforation qu'aura terminée et rendue plus grave le nouveau mode de dilatation. Il n'est malheureusement que trop certain que c'est lui qui a causé la mort; mais à cette époque, l'appareil instrumental n'avait pas acquis le degré de perfection qu'il a maintenant; alors le mandrin était introduit en même temps que le porte-chemise, et lui fesait perdre presque toute sa flexibilité. D'ailleurs l'événement n'aurait-il pas été le même, tôt ou tard, en continuant le traitement de Desault? je crois que le nouveau mode de dilatation n'a fait que hâter ce qui désormais était inévitable. On pourrait cependant concevoir la formation et la cicatrisation lentes d'une fausse route complète et pareille à celle qui existait, si les instrumens destinés à la produire n'y exerçaient aucune dilatation.

Relativement à l'étiologie des rétrécissemens du rectum, ce fait, si les choses se sont passées comme je le suppose, serait en contradiction avec l'opinion généralement reçue, que le vice syphilitique et la sodomie sont presque toujours la cause de ces affections.

OBSERVATION XXIVe.

Rétrécissement multiple. Traitement par l'incision, puis par la dilatation.

Marguerite P..., cuisinière, ayant eu un enfant à l'âge de vingt-deux ans, était arrivée à sa trente-huitième année, quand elle éprouva les premiers symptômes d'une affection du rectum, lumbago, coliques, constipation. Elle ne tarda pas à passer quelquefois trois semaines sans aller à la selle. Elle prenait des lavemens tous les jours; le bout de la canule causait de vives douleurs et peu de liquide était gardé. Les fèces avaient la forme d'un ruban étroit; il sortait rarement des

crottes dures, très-souvent des glaires et une fois par semaine environ du sang pur. Il y avait près de quatre ans que
cet état s'aggravait de plus en plus quand la malade entra à
l'Hôtel Dieu, le 27 mars 1829. Elle y subit une première
opération dans laquelle on incisa le rectum près de l'anus.
Trois jours après, une ou plusieurs incisions furent prati-
quées plus haut, et causèrent de vives douleurs. Pendant
quelques jours, il s'écoula beaucoup de sang. On appliqua,
pendant deux mois et demi, des mèches de plus en plus
grosses. Leur introduction était douloureuse, et elles n'étaient
gardées que deux, trois ou cinq heures au plus. Depuis ces
opérations, les matières fécales sortaient facilement, mais
toujours sous forme de ruban étroit. Si la constipation survenait quelquefois, elle était de courte durée; mais au bout
d'un an elle devint tout d'un coup si opiniâtre qu'elle força
la malade à entrer à l'Hôpital Necker, le 14 avril 1830, dans
le service de M. Baffos, qui voulut bien m'en confier le traitement.

Le dix-neuf avril 1830, la malade était dans un état de
maigreur et de faiblesse qui fesait craindre pour ses jours.
La peau était terne, ridée, sèche. Un dévoiement continuel
venait de succéder à la constipation. Les pertes de sang
par le rectum étaient plus abondantes, et se renouvellaient
plus souvent depuis les opérations subies à l'Hôtel-Dieu. Cependant point de douleurs lancinantes; jamais de maladies vénériennes, de flueurs blanches, ni d'hémorrhagie par le vagin.

La malade n'a pas souvenir d'avoir jamais rendu des excrémens du volume ordinaire; elle s'est presque toujours
nourrie d'alimens excitans ou de haut goût; et, depuis plus
de six mois, elle ne peut manger d'aucune espèce de viande
sans avoir des indigestions.

Exploration du rectum. Le sphyncter est faible. Au-dessus
de lui le rectum est large et peu contractile. A un pouce et
demi de l'anus, rétrécissement si considérable que le petit
doigt même ne peut s'y engager. Les tissus sont mollasses,
le toucher peu douloureux. Une sonde flexible, sans œillets,

franchit le rétrécissement et remonte à six pouces. La main qui la dirige éprouve, par transmission, la sensation de tumeurs molles qui obstruent probablement les parties élevées du rectum.

Les premières mèches, qui remontaient à cinq pouces et demi, n'étaient gardées que peu de temps, à cause du dévoiement ; mais la malade en éprouvant du soulagement, s'efforça de vaincre le besoin d'aller et garda les mèches quinze à seize heures ; à la quinzième le dévoiement cessa, les mèches restèrent en place quelques heures de plus, et la malade recouvra le sommeil dont elle était privée depuis long-temps. Malheureusement, à la vingt-troisième mèche, le dévoiement revint très-abondant, le rectum sécrétait beaucoup de mucosités purulentes, il fallut suspendre la dilatation pendant plus d'une semaine. Ne pouvant pas digérer la viande, et le régime maigre de l'Hôpital étant trop lourd pour son estomac délabré, la malade vomissait souvent les alimens ; néanmoins l'état général était notablement amélioré.

La dilatation fut reprise le vingt-deux mai ; la mèche ne put être portée au-dessus de cinq pouces et demi, quoique dans quelques-uns des pansemens précédens, elle eut pénétré déjà à deux pouces plus haut. Au bout de peu de jours les vomissemens cessèrent, et les fèces, devenues plus consistantes, prirent la forme cylindrique qu'elles n'avaient pas eue depuis plusieurs années. Vers le milieu de juin, les mèches remontaient à huit pouces. Pendant qu'elles parcouraient la seconde moitié de leur trajet, la malade éprouvait une douleur avec défaillance entièrement analogue à celle qu'éprouvent presque tous les malades dans les mêmes circonstances. A la fin de juin la malade sentait et comptait, pendant l'introduction de la mèche, trois rétrécissemens, à deux, cinq et six pouces. Une petite fistule de cinq à six lignes de trajet existait au côté droit de l'anus. Il me parut inutile de l'opérer. On était arrivé à la cinquante-quatrième mèche, quand la malade, dégoûtée du régime maigre, désira essayer encore de la viande. Cette inprudence renouvela le dévoiement, mais ne fut pas, comme les précédentes, suivie de vomissemens.

Les ressources de l'art lui paraissant épuisées, Marguerite P. espéra prolonger sa triste existence par une meilleure alimentation et le séjour à la campagne. Lorsqu'elle quitta l'Hôpital Necker, le 17 juillet, le dévoiement et les vomissemens étaient suspendus, les selles faciles, le sommeil assez bon ; mais la maigreur, la faiblesse, la pâleur étaient inquiétantes, et l'impossibilité de digérer la viande toujours la même. Marguerite P..... doit avoir succombé à une affection chronique de l'estomac.

OBSERVATION XXVe.

Rétrécissement annulaire, précédé de deux infections vénériennes et de deux traitemens mercuriels. Dilatation, phthisie, mort, point d'autopsie.

Adelaïde C...., âgée de trente-trois ans, entra le dix-huit janvier 1831 à l'Hôpital des vénériens, où elle avait été traitée en 1822 d'un écoulement vaginal et d'un bubon inguinal ; en 1824 d'un chancre à la lèvre génitale gauche, la première fois par trente-neuf doses, la seconde par soixante-douze doses de liqueur de Vanswieten. Dans le temps de ces maladies et de ces traitemens, il s'établit un prurit incommode et un suintement purulent vers l'anus, qui fut bientôt bordé de végétations. Peu à peu la défécation devint difficile, les selles étaient précédées d'écoulement de sang. Il survint ensuite des alternatives de dévoiement et de constipation. Cette dernière durait quelquefois huit jours. Dans les derniers temps, la malade rendait rarement des matières dures, le dévoiement ne cessait pas, pour ainsi dire, et cependant, quand par hasard les matières étaient moulées, elles avaient le volume de grosses noisettes.

Le rétrécissement, situé à trois pouces de hauteur, était annulaire et très-dur. L'extrémité de l'indicateur pouvait s'y engager.

Dans aucun des malades que j'ai soignés, les effets de la dilatation n'ont été moins marqués que dans celle-ci, et n'ont été aussi peu utiles par le fait ; car, au bout de deux mois, pendant lesquels j'ai mis trente-neuf mèches, qui ont été gardées dix à douze heures chacune, le diamètre des parties n'était pas augmenté de plus de moitié, et peu de mois après, la malade est morte phthisique à l'Hôpital de la Pitié. L'ouverture du corps n'a pas été faite.

OBSERVATION XXVIᵉ.

Tumeurs obstruant une grande partie du rectum. Chute du fondement dans l'enfance. Tœnia. Cinq blennorrhagies. Usage fréquent de purgatifs. Fistule anale. Liquidité constante et incontinence des matières fécales.

Adolphe R......, cuisinier, âgé de trente ans, a éprouvé toute sa vie de grands dérangemens dans les fonctions digestives. A sept ans, il a eu, par trois fois, une chute du fondement. Il a eu trois fois la gale dans ses neuvième, dixième et onzième années. Il a eu le dévoiement toute sa vie ; cependant, vers l'âge de treize ans, il a rendu quelques crottes dures, mais qui n'étaient pas des matières véritablement moulées. Depuis cette époque, les selles ont constamment été liquides. En 1822, quelques fragmens de tœnia furent rendus par l'anus, et depuis, tous les quinze, vingt ou trente jours, des portions de deux à trois pieds étaient expulsées, principalement quand le malade mangeait de l'ail, des oignons, du fromage ou qu'il buvait du vin blanc à jeun. R...... fit long-temps usage, sans succès, de l'huile empyreumatique de Chabert. Cinq ans après l'apparition du tœnia, un Marquis, au service duquel R...... était, lui fit prendre, en huit jours, quatre prises du remède de M. Leroy, et le tœnia n'a donné depuis aucun signe d'existence. Le dernier fragment était *mince et rétréci* à l'une de ses extrémités. De 1819 à 1830, R..... a eu cinq blennorrhagies ou blennor-rhées qui ont duré ensemble plus de trois ans, et pour lesquelles il a fait un fréquent usage de coloquinte et surtout de baume de copahu. Vers la fin de la première, il s'établit par l'anus un écoulement muqueux sanguinolent qui a toujours augmenté. Vers 1828, la préférence que R..... avait toujours eu pour les alimens de haut goût, pour les épices, pour les boissons fortes, devint une passion irrésistible, qui acheva de pervertir les fonctions digestives. Des tumeurs condylo-mateuses s'étant formées à l'anus, il fit, à Calais, en 1829, un traitement mercuriel poussé jusqu'à la salivation. Enfin, R......, ayant passé déjà, en 1830, trois mois et demi à l'Hô-pital des vénériens, où on lui mettait chaque jour une mèche enduite de cérat opiacé, rentra dans le même hôpital, le deux janvier 1831, et fut confié à mes soins par M. Cullérier.

Le pourtour de l'anus était occupé par des excroissances rouges, molles, humides, ulcérées du côté de l'orifice anal, et séparées par de profondes rhagades. Une grande quantité de tumeurs semblables existaient dans toute l'étendue du rectum, susceptible d'être explorée par le toucher, et à trois pouces et demi de l'anus, elles semblaient se serrer, se durcir pour former un rétrécissement qu'on atteignait à peine.

L'introduction du doigt dans le rectum se fesait avec la plus grande facilité ; les sphyncters ne présentaient pas plus d'obstacle que s'ils eussent été paralysés ou détruits ; aussi y avait-il incontinence des matières. Je n'avais aucun moyen de savoir si l'altération du rectum s'étendait bien au-delà de la partie rétrécie. L'embonpoint de R...... était médiocre, ses forces presque nulles, son teint plombé ; ajoutez à cela un chagrin et un découragement extrêmes, entretenus par les sarcasmes que débitaient, sur la nature de sa maladie, ses camarades d'infortune dont il était la risée.

Je pensai que la dilatation affaisserait les tumeurs, changerait leur mode de vitalité, et que si, contre toute probabilité, la cause de la liquidité des matières siégeait uniquement dans le rectum, il ne serait pas impossible que les rhagades et les ulcérations se cicatrisassent, que les sphyncters reprissent leur action, lorsque l'anus ne serait plus continuellement baigné par des matières irritantes.

En conséquence, j'appliquai des mèches de sept à neuf pouces de long qui étaient gardées quinze, vingt, trente et même quarante heures ; et j'engageai le patient à ne prendre pour tout aliment que deux bouillons et deux potages au riz. J'ai su depuis qu'il n'a jamais observé le régime prescrit. Au bout de trente-six jours, les tumeurs de l'anus étant considérablement affaissées, je trouve une fistule dont l'orifice externe était situé sur la ligne médiane, au-devant du coccyx et l'interne immédiatement au-dessus du sphyncter externe. Cette fistule ne gênait nullement, et je crus devoir attendre, pour l'opérer, que l'état des parties fût meilleur. J'espérais toujours que les fongosités internes disparaîtraient à force de les comprimer, et que celles qui étaient situées à l'extérieur, venant à se flétrir, je pourrais les exciser, en même temps que j'inciserais la fistule, avec plus de chances de guérison pour la plaie qui devait résulter de l'opération. Les cicatrices ne pouvaient-elles pas aussi raffermir l'anus, et s'opposer, jusqu'à un certain point, à l'incontinence des matières fécales ?

Un léger œdème des parois abdominales fit suspendre, pendant dix jours, la dilatation. Je la repris ensuite avec énergie. Des mèches de sept à huit pouces de long, et de plus d'un pouce de diamètre, furent introduites pendant un mois encore ; la fistule fut opérée le sept mars, et les tumeurs condylomateuses de l'anus cautérisées superficiellement, à plusieurs reprises, par le nitrate d'argent ; mais quand le malade quitta l'hôpital (le dix-neuf mars), son état général, l'incontinence et l'écoulement roussâtre étaient les mêmes que lorsqu'il y entra. Tout le fruit d'un long et pénible traitement se bornait à l'affaissement presque complet des fongosités internes et externes, et à la cicatrisation de la fistule.

OBSERVATION XXVIIᵉ.

Squirrosités du rectum, fistule recto-vaginale.

Joséphine M...., âgée de vingt-quatre ans, couturière, réglée à dix-sept ans, mariée à dix-huit ans et accouchée un an après d'un enfant à terme, a eu plusieurs maladies vénériennes. En 1828, un écoulement vaginal, des chancres et un bubon, qui a laissé une large cicatrice à l'aine gauche, l'ont retenue cinq mois à l'Hôpital des vénériens. Elle a subi un traitement mercuriel, consistant en trente doses entières de solution. En 1830, elle a fait un séjour de six semaines dans le même établissement, pour un chancre, et a pris cent pillules mercurielles.

Le dix-huit mars 1831, elle entre pour la troisième fois à l'Hôpital des vénériens, dans un très-grand état de dépérissement. Depuis deux ans, à l'occasion d'une longue constipation, et après six semaines de maladies et de ténesmes, chaque selle était suivie d'un écoulement de sang coagulé par l'anus. Peu à peu cet écoulement est devenu continu, purulo-sanguinolent et d'une odeur nauséabonde. Des condylomes qui ont été excisés une fois, se sont reproduits. Les règles ne se sont montrées que deux fois depuis quinze mois. La pâleur, la maigreur, la faiblesse sont extrêmes. Le moindre effort musculaire occasionne des battemens de cœur qui vont jusqu'à la défaillance.

Dès le début de cette maladie, un médecin constata l'existence d'une fistule recto-vaginale, qui est située à cinq ou six lignes du périnée. Cette fistule existait probablement auparavant; peut-être son origine remonte-t-elle à l'époque de l'accouchement, car on avait dit à la malade qu'il s'était fait une déchirure pendant le travail. Dans ce cas on pourrait la considérer comme une des causes de la maladie du rectum. La surface interne de cet intestin présente une grande quantité de tumeurs molles qui en diminuent le calibre, notamment à trois pouces de l'anus. Le doigt ne peut atteindre aux limites du mal, bien qu'il dépasse la portion rétrécie. La constipation dure ordinairement quatre ou cinq jours. Les matières fécales sont dures, olivaires. Le dévoiement, qui est fort rare, ne dure jamais plus de trente-six à quarante-huit heures.

Le traitement, par le nouveau mode de dilatation, a été de soixante-dix jours, pendant lesquels quarante-cinq mèches ont été portées à sept et à huit pouces au-delà de l'anus, et gardées chacune dix à douze heures.

A sa sortie de l'hôpital, Joséphine M..... allait facilement à la selle, et avait recouvré un peu d'embonpoint et de forces. Les battemens de cœur, les défaillances avaient presque entièrement disparu. Les règles se sont montrées une fois pendant la dilatation, et plusieurs fois depuis. L'écoulement a diminué.

Beaucoup de praticiens, rangeant ce cas parmi les cancers du rectum, se seraient abstenus de tout moyen chirurgical, et cependant je suis convaincu que c'est à la dilatation que Joséphine M..... doit son salut et une existence supportable. Cette réflexion s'applique aussi à l'observation suivante.

OBSERVATION XXVIIIe.

Rétrécissement compliqué d'écoulement sanieux in-volontaire, et de fistule recto-vaginale.

Victoire G....., domestique, âgée de vingt-neuf ans, réglée à dix-neuf ans, est entrée plusieurs fois à l'hôpital des vénériens. Il y a sept ans elle avait un écoulement, des pustules aux lèvres génitales et deux bubons. Elle fit deux traitemens, chacun de quarante doses de liqueur de Vanswieten. Deux ans après, elle était enceinte et avait des chancres. On lui fit prendre deux cent quarante pillules mercurielles, et un mois après l'acouchement, elle fit une friction mercurielle, tous les deux jours, pendant quatre mois.

Peu de mois après l'éruption menstruelle, des hémorrhoïdes se déclarèrent. Pendant plus de quatre ans, les règles étaient toujours précédées de pesanteur, de prurit au fondement ; une tumeur hémorrhoïdale se gonflait et donnait ensuite issue à trois ou quatre onces de sang. Le flux hémorrhoïdal cessa bientôt d'être régulier, il survint du dévoiement, des ténesmes, la défécation fut de plus en plus laborieuse, le sang se mêla aux matières fécales.

Depuis lors, il se fait par l'anus un écoulement presque continu et involontaire de sanie purulente très-fétide. La constipation ne dure pas plus de deux jours, et quoique les matières fécales soient ordinairement molles, il n'est pas rare que le besoin d'aller se faisant sentir, des efforts considérables soient infructueux. Des battemens de cœur, des étourdissemens, des douleurs d'estomac, des défaillances que la malade éprouve depuis quatre ans, l'ont forcée à renoncer aux travaux des champs. Son habitude extérieure ne peut mieux être comparée qu'à celle d'une femme qui a un cancer de l'utérus au dernier degré.

Le rectum présente, dans l'étendue de trois pouces, une foule de brides transversales, dures, inégales, presque circulaires. On dirait une suite de rétrécissemens, formés par la cicatrisation d'anciens ulcères circulaires. Les plus élevés sont les plus étroits, et admettent à peine la phalangette de l'indicateur. Il est impossible de s'assurer, par le toucher, de l'état des parties situées au-dessus. Lorsqu'on retire le doigt, il sort de l'anus un flot de liquide semblable à de la lie de vin, et dont il paraît que les parties sont constamment baignées. Des condylomes ont été excisés, il y a quinze mois, et se sont reproduits.

La malade a été déjà traitée en 1830, par les mèches ; on lui en a mis une cinquantaine, graissées avec le cérat de

Goulard, saupoudrées de calomel, et introduites par le procédé ordinaire. Le soulagement a été peu marqué, et de bien courte durée.

Depuis le dix août 1831 ; jusqu'au vingt-six septembre suivant, j'ai placé trente mèches, pénétrant jusqu'à cinq pouces, et qui ont été gardées huit, dix, douze et quinze heures. L'une d'elles est restée en place pendant dix-sept heures. Durant ce traitement, j'ai remarqué à la face antérieure de la cloison recto-vaginale une ulcération profonde qui donnait issue à une matière tout-à-fait semblable à l'écoulement du rectum ; mais je n'ai pas constaté la communication des deux cavités. Si j'avais pensé qu'une fistule recto-vaginale pût être curable dans ce cas, c'est-à-dire, avec une pareille altération organique, je n'aurais rien négligé pour m'assurer de sa présence.

Lorsque la malade a quitté l'hôpital, elle avait repris des forces, son teint s'était beaucoup amélioré, l'écoulement par l'anus avait peu diminué ; mais elle allait facilement à la garde-robe.

Victoire G.... est venue me voir plusieurs fois ; elle a toutes les apparences de la santé. Deux ans après sa sortie des Vénériens, elle déclare se trouver mieux qu'elle n'était deux ans avant d'y entrer. Cependant l'écoulement persiste ; toujours involontaire et plus sanguinolent. Il existe bien certainement une fistule recto-vaginale, car lorsque la malade contracte le sphyncter anal pour s'opposer à la sortie de la sanie, elle la sent bientôt s'écouler par la vulve.

OBSERVATION XXIXe.

Tumeurs mamelonnées commençant à deux pouces de l'anus, précédées de maladies vénériennes, de traitemens mercuriels, et d'une contusion du coccyx.

Eugénie A...., giletière, avait été réglée à douze ans, six

ans après, elle avait à la lèvre génitale droite des tubercules muqueux, pour lesquels elle fit des onctions locales avec l'onguent mercuriel, pendant six semaines. Elle prit aussi tous les jours la portion de liqueur de Vanswieten.

A l'âge de trente ans, elle avait déjà eu deux enfans, lorsqu'elle accoucha d'un troisième qui mourut au passage. Dans le même temps, il s'était formé aux tibias des exostoses, qu'on traita par le cérat mercuriel, en onctions plusieurs fois reprises dans le cours d'une année. Deux ans plus tard, le genou droit était le siège d'un engorgement aigu, avec gonflement de l'extrémité inférieure du fémur.

Lors d'une chute, faite à l'âge de vingt-huit ans, et dans laquelle le coccyx porta contre une pointe de marbre, la malade entendit un craquement et éprouva une douleur très-vive dans cette région. C'est depuis cette époque que la défécation s'était embarrassée, que les selles étaient teintes de sang, que les fèces avaient la forme olivaire ou rubannée, suivant leur consistance, et étaient toujours recouvertes de mucus purulent ou sanguinolent. La constipation complète ne durait cependant pas plus de trois jours. Plus tard, à ces symptômes se joignirent des coliques, des maux d'estomac suivis de dévoiement. Enfin, il y avait quatre ans qu'un écoulement fétide s'était établi par l'anus, lorsque Eugénie A...., arrivée à sa trente-sixième année, fut admise, pour la seconde ou troisième fois, à l'Hôpital des vénériens, le seize août 1831.

M. Ricord, dans le service de qui elle était, prescrivit des mèches introduites suivant le procédé de Desault. Elle ne pouvaient être gardées que trois ou quatre heures au plus, à cause des épreintes qu'elles occasionnaient. Ayant alors obtenu la permission d'employer mon procédé, j'examinai le rectum : j'y trouvai, à deux pouces de l'anus, des tumeurs mamelonnées, sans brides ni dureté, et dont je n'atteignis pas la limite avec la pointe de l'indicateur, qui pouvait à peine les traverser.

J'avais repris la dilatation que la malade supportait bien,

et dont les effets se faisaient déjà sentir sur la défécation ; six mèches, placées en sept jours, avaient été gardées chacune dix heures, terme moyen, quand, par un caprice que je suis encore à m'expliquer, Eugénie A.... voulut absolument quitter l'hôpital, me laissant une fausse adresse. Je n'ai pu savoir depuis ce qu'elle était devenue.

OBSERVATION XXXe.

Rétrécissement situé très-bas ; induration et constriction permanente de l'anus ; fièvre quarte ; fistule anale. Péritonite. Mort. — Rétrécissement très circonscrit ; cul-de-sac péritonéal situé à quatorze lignes de l'anus. — Destruction presque complète du colon descendant.

Loiseau Denis, âgé de trente ans, marchand de volailles, se trouvait dans un état très-grave, lorsqu'il fut admis d'urgence à l'Hôpital des vénériens, le quatre janvier 1831. Il assurait n'avoir jamais eu de maladie vénérienne. Il avait été pris, deux ans auparavant, d'une perte de sang assez considérable, par l'anus, sans diarrhée, sans douleur, sans tumeurs hémorrhoïdales. Cela dura pendant un an, et depuis lors, la défécation fut accompagnée de douleurs vives à l'anus, les matières fécales étaient dures, moulées et devinrent peu à peu filiformes. Vers la fin d'octobre 1830, de nouveaux accidens survinrent vers l'anus, il s'y forma une fistule, et les selles furent depuis liquides et involontaires. Enfin, six semaines avant son entrée à l'hôpital, Loiseau avait contracté une fièvre quarte très-bien caractérisée et qui durait encore.

L'inspection de l'anus fit reconnaître la fistule, et de plus une constriction si considérable du sphyncter, qu'il était impossible d'introduire l'extrémité du doigt auriculaire. Il eût été très facile de remédier à ces deux maladies par une simple incision, mais l'état général du malade fit ajourner indéfiniment toute opération chirurgicale ; et on ne pense d'abord qu'à le débarrasser de la fièvre quarte ; l'on y parvint en lui donnant, pendant huit ou neuf jours, une potion avec dix grains de sulfate de kinine. Cette complication écartée, la vie du malade paraissait encore gravement compromise. Pouls faible, fréquent ; peau sèche et d'une teinte ictérique ; face altérée ; des matières fécales liquides, jaunes et fétides, s'écoulent continuellement par l'anus et par la fistule. Le ventre se gonfle et devient douloureux, des gaz s'échappent par la bouche et par l'anus ; vomituritions, vomissement bilieux. Attribuant ces accidens à la rétention des matières fécales, M. Cullérier m'autorise à dilater le rectum. Une mèche de cinq lignes de diamètre ne peut être introduite qu'en partie ; le sphincter, par son inextensibilité, est un obstacle insurmontable. Je sens d'ailleurs, à l'aide de la sonde, à l'intérieur du rectum et près de l'anus, des callosités ou des corps durs qui, vu les circonstances commémoratives, me font porter le diagnostic suivant : un ou plusieurs rétrécissemens du rectum ont amené un abcès du fondement, auquel ont succédé la fistule et la constriction du sphincter. Cette dernière circonstance aggrave le rétrécissement. Il faudra donc, et M. Cullérier adopte cette opinion, dans le cas où le malade viendrait à échapper à l'iléus et peut-être à la péritonite auxquels il est en proie, il faudra pratiquer l'incision du sphincter suivant le trajet fistuleux, et porter ensuite des mèches sur le rétrécissement ou les rétrécissemens présumés. En attendant, quinze sangsues à l'anus, saignée de trois palettes ; une sonde du nº 8 est introduite deux fois par jour à huit ou neuf pouces dans le rectum, et sert chaque fois à donner issue à des matières liquides et à des gaz très-fétides. Ces matières ressemblent entièrement à celles qui s'écoulent des hernies intestinales étranglées. A la faveur de la même canule on introduit aussi des lavemens qu'on avait cherché vainement à administrer par les seringues ordinaires. On fit des frictions huileuses sur l'abdomen. Mais bien que tous ces moyens apportassent du soulagement, ils ne purent que suspendre momentanément les progrès du mal. La langue devint très-rouge, sèche, le malade ne digérait plus même le bouillon. Les liquides n'étaient pas plutôt ingérés dans l'estomac, qu'ils s'écoulaient par l'anus. Le malade succomba le cinq février.

L'autopsie, faite trente-six heures après la mort, a pleinement confirmé le diagnostic que j'avais porté.

La tête n'a pas été examinée.

Les organes pectoraux étaient dans un état d'intégrité rare, et pouvaient être considérés comme le type de l'état normal.

L'ouverture de l'abdomen fit reconnaître d'abord une péritonite générale sans épanchement notable.

L'hypocondre gauche était le siège des plus graves désordres. On y trouvait en abondance une matière grise, pultacée que nous prîmes d'abord pour un ramollissement diffluent de la rate, ce qui semblait se rapporter, jusqu'à un certain point, à la fièvre quarte observée. Mais, en y regardant de plus près, nous trouvâmes la rate sans altération de volume, de forme, ni de texture, tandis que le colon descendant, tout criblé d'ulcérations et de perforations, était presque entièrement détruit.

Le rectum a été examiné avec soin. La coarctation du sphincter et la fistule ont été constatées de nouveau. Cette dernière était située au périnée, sur la ligne médiane, et n'avait que cinq à six lignes d'étendue. Seize lignes au-dessus de l'anus, existait un rétrécissement de quatre lignes environ de diamètre, et correspondant exactement au cul-de-sac formé par le péritoine entre la vessie et le rectum. Les parois de cet intestin étaient hypertrophiées dans presque toute leur étendue, et principalement au niveau du rétrécissement, où elles offraient plusieurs des caractères du squirre. On reconnaissait parfaitement sur les coupes longitudinale et transversale, les couches musculaires pâles et séparées par du tissu cellulaire induré. La paroi antérieure du rectum, dans le point qui correspond au bas-fond de la vessie, entre l'anus et le rétrécissement, offrait une large surface ulcérée à bord squirreux, et au fond de laquelle se trouvait le péritoine:

La vessie, les vésicules séminales et les reins étaient sains. L'estomac, manifestement enflammé, présentait des fausses-membranes et des rougeurs comme on en rencontre après l'empoisonnement par les acides concentrés. Rien de remarquable dans les autres parties du canal intestinal. La vésicule biliaire était distendue par une grande quantité de bile noire.

Réflexions. En supposant que le rétrécissement eût existé seul, l'autopsie a prouvé que bien qu'il ne fût situé qu'à seize lignes au-dessus de l'anus, son extirpation n'aurait pu être pratiquée sans ouvrir le péritoine.

L'affection de ce malade ne me paraît pas avoir été de nature cancéreuse, et aurait été traitée par la dilatation avec d'autant plus de succès qu'on s'y serait pris plus tôt. Ce moyen était le seul à employer, au lieu de chercher à combattre, par des moyens généraux, un prétendu vice syphilitique, comme le voulait le médecin qui conseilla à ce malade d'entrer à l'hôpital des Vénériens.

Les ulcérations intestinales dataient probablement de l'époque où le dévoiement survint.

OBSERVATION XXXIe.

Rétrécissement remontant à trois pouces, traité par la dilatation. Récidive au bout de six mois. Fistule anale par cause externe, incisée et guérie. Autre fistule anale. Choléra. Mort. Point d'autopsie.

Fleurot, Jean-François, âgé de quarante-deux ans, cordonnier, avait servi plus de six ans dans la cavallerie, avait eu plusieurs maladies vénériennes, et avait fait plusieurs traitemens mercuriels. En 1814, il eut, en Languedoc, la fièvre quarte pendant treize mois, et fit un long usage du kinkina. C'est à cette époque (il avait alors vingt-cinq ans) qu'il commença à s'apercevoir d'un grand trouble dans la défécation. Deux ans après on constata un rétrécissement du rectum dans un hôpital civil ; et on prescrivit seulement de l'huile de ricin pour vaincre la constipation.

Au mois de mars 1831, la cicatrice d'un ancien bubon s'étant ulcérée à la suite d'une longue marche, Fleurot entra à l'hôpital des Vénériens. M. Cullérier me chargea de le soigner comme j'avais déjà fait d'autres malades affectés de rétrécissemens du rectum.

Le rectum était rétréci dans l'étendue de trois pouces à partir de l'anus. Les parties situées plus haut paraissaient saines. On ne sentait pas d'ulcérations dans la portion rétrécie, mais les anfractuosités, les saillies dures qu'on y trouvait, fesaient présumer qu'à une certaine époque elle avait été le siège de larges ulcérations alors cicatrisées. Cinq ans avant son entrée aux Vénériens, Fleurot, s'accroupissant dans un jardin pour aller à la selle, n'aperçut pas un morceau de bois planté à terre et qu'il s'enfonça dans la marge de l'anus. Il s'écoula par la plaie environ huit onces de sang. Le malade avait toujours gardé une petite tumeur dans cet endroit; il s'y forma, par la suite, des fongosités au milieu desquelles une goutte de pus me fit découvrir l'orifice externe d'une fistule anale complète. L'orifice interne était situé immédiatement au-dessus du sphincter extérieur.

L'aine gauche était le siège de deux décollemens situés l'un au-dessus, l'autre au-dessous du pli de l'aine ; le premier avec amincissement, le second avec induration de la peau. Ils communiquaient ensemble par un trajet fistuleux, passant derrière le tissu cellulaire très-serré qui se trouve au-devant du ligament de Poupart.

Des incisions et des excisions convenables amenèrent bientôt l'affection de l'aine aux conditions d'une plaie récente, avec perte de substance, marchant lentement, à la vérité, vers une guérison certaine. C'était là tout ce que desirait Fleurot, car il ne croyait pas son affection du rectum susceptible de la moindre amélioration. Ce n'est aussi qu'après bien des instances de ma part, qu'il a permis, comme essai et par pure complaisance, que je lui misse quelques mèches ; mais, après la troisième, l'amélioration était si sensible qu'il desira continuer le traitement. J'incisai la fistule, qui guérit très-bien dans une quinzaine de jours, et depuis le vingt mars jusqu'au cinq juin, cinquante mèches furent introduites et gardées environ neuf à dix heures chacune.

Quand le malade partit pour Dijon, son pays, il était dans un état satisfaisant; mais ayant fait la route à pied, la cicatrice de l'aine se rouvrit, et força Fleurot à revenir, le mois suivant, à l'hôpital des Vénériens, d'où il sortit le dix décembre. Peu de jours après, son rétrécissement du rectum ayant récidivé, il entra à l'Hôtel-Dieu, où on lui mit des mèches pendant un mois. Enfin, le deux février, Fleurot était à l'Hôpital de la Charité, salle Saint-Augustin, n. 11, pour un énorme abcès de la fesse, causé par l'affection du rectum. Il en était presque guéri, quand il fut emporté par le choléra, au plus fort de cette épidémie, ce qui fit négliger de pratiquer une autopsie qui eût été sans doute bien intéressante.

OBSERVATION XXXIIe.

Rétrécissement annulaire, épais et dur, situé à deux pouces et demi de l'anus, avec fistule anale. Opération de l'une et de l'autre maladie par l'incision. Noyau de prune arrêté dans le rétrécissement.

Léger, G.-T., marbrier, contracta à dix-huit ans une blennorrhagie qui a duré six semaines, et à la suite de laquelle il a eu, pendant cinq ans, un écoulement uréthral indolent, se renouvelant tous les deux mois environ, et passant au bout de deux ou trois jours. Quarante-cinq doses de liqueur de Vanswieten ont été administrées à l'hôpital des Vénériens contre cette affection et sans succès. Un an après l'apparition de la blennorrhagie, il survint de la chaleur au fondement, de la constipation, des envies fréquentes d'aller à la selle; les matières diminuèrent rapidement de volume, et elles étaient ensanglantées. L'année suivante, G.-T. entra au service, dans le train d'artillerie, où il est resté quatre ans. Admis trois fois à l'hôpital pour des érysipèles faciaux, il avait beau se plaindre du fondement, on n'a jamais voulu l'examiner. Cependant la maladie du rectum avait fait des progrès ; il s'y était ajouté un écoulement anal, involontaire, purulent et quelquefois sanguinolent. Il n'était pas rare que G.-T. allât douze fois à la selle dans la même journée ; enfin, en 1825 il fut réformé, et le congé porte, *affection érysipé- lateuse chronique, rougeur des yeux, surdité légère, congestion sanguine périodique vers le cerveau, figure couperosée et enluminée.* Il n'est nullement mention de la maladie du rectum.

En 1831, G.-T. entra à la Charité, ayant, outre son rétrécissement, une fistule anale dont l'orifice externe était situé à un pouce de l'anus. On opéra la fistule, on en excisa les bords et en même temps on incisa le rétrécissement à son côté postérieur. Depuis cette opération, le malade est cons- tamment obligé de se garnir parce qu'à la moindre envie d'aller il lui est impossible de retenir ses matières.

Long-temps avant son entrée à la Charité, G.-T. m'avait bien promis de ne laisser jamais inciser son rétrécissement ; aussi ne fus-je pas surpris, lorsqu'il vint réclamer mes soins six semaines après l'opération, de le trouver en plus mauvais état qu'auparavant. Le rétrécissement avait toujours, comme je l'avais constaté dans le temps, la forme d'un anneau très- épais et très-dur. Seulement il était interrompu ou du moins fortement déprimé en arrière, par l'effet de l'incision dont la cicatrice n'était pas encore entièrement consolidée. Depuis la perte de substance qu'avait subie l'anus, l'occlusion de cette ouverture n'était jamais parfaite. Le malade se mettait journellement des mèches lui-même. Il m'a assuré qu'il en avait introduit une quinzaine à *onze pouces* de l'anus, croyant sentir, disait-il, un obstacle beaucoup plus haut que celui qui avait été incisé. Quand il passait trois jours sans mettre une mèche, les coliques et les ténesmes recommençaient et l'empêchaient de travailler. Pour essayer de mettre fin à cet état d'assujétissement, je plaçai, pendant quelques jours, des mèches par le nouveau procédé; mais les chances n'étaient plus aussi favorables. Le point antécédemment incisé fut le siége d'une douleur continue qui s'exaspérait à chaque pansement. Après une dixaine de mèches, le malade ne voulut plus entendre parler de la dilatation. Elle avait cependant produit déjà une amélioration qu'il était le premier à reconnaître. Ainsi, les ténesmes avaient cessé. Le calibre des matières avait augmenté. Peut-être plus tard, quand la cicatrice sera bien consolidée, G.-T. pourra-t-il supporter mieux la dilatation *active*; en attendant, il parvient à se rendre l'existence supportable, en se mettant lui-même des mèches de temps à autre.

Le vingt-quatre août 1830, Léger, G.-T., avala, par mégarde, un noyau de prune; il n'éprouva le besoin de le rendre que quarante-six heures après; il ne put s'en débarrasser par les lavemens. Il le sentait, avec le doigt, à l'entrée du rétrécissement; et il lui semblait qu'il aurait pu facilement l'extraire avec une pince. Cependant les coliques devenaient de plus en plus fortes; G.-T. espéra les calmer, comme cela lui arrivait souvent, par l'introduction d'une mèche. Ce moyen lui réussit au-delà de ses espérances; mais, quand le noyau dut être expulsé, les efforts de défécation déterminèrent une hématurie. Il sortit après une grande quantité de matières fécales. Une évacuation aussi abondante et aussi laborieuse, après vingt heures de tourmens, fut suivie d'un grand affaissement; un frisson général s'empara du malade, pendant trois heures; la chaleur revenant ensuite peu à peu, cette espèce d'accès de fièvre intermittente se termina par un profond sommeil.

OBSERVATION XXXIII.

Rétention volontaire et prolongée des fèces. Ecoulement vaginal communiqué, traitemens mercuriels, plusieurs rétrécissemens du rectum. Bons effets de la dilatation.

Madame B...., âgée de trente-six ans, réglée à seize, mariée à vingt et un, a eu un enfant la première année de son mariage, et l'année suivante un avortement au troisième mois de la grossesse.

Vers l'âge de quinze ou seize ans, elle s'habitua à vaincre le besoin d'aller à la selle et d'uriner. Il n'était pas rare qu'elle passât quinze jours sans aller à la selle; mais alors la dureté et le volume des matières causaient de vives douleurs. La défécation durait quelquefois une journée, et il succédait du dévoiement pendant deux ou trois jours. Néanmoins madame B.... était grasse et se portait à merveille.

A vingt-quatre ans, un écoulement vaginal communiqué la fit entrer à l'hôpital des Vénériens, où elle subit un traitement complet par la solution de deuto-chlorure de mercure. Neuf années se sont écoulées depuis dans la santé la plus parfaite. Ce n'est qu'il y a trois ans, que les difficultés pour aller à la selle, les coliques, les ténesmes ont commencé. Peu à peu, le calibre des matières a diminué, un écoulement muqueux et quelquefois sanieux s'est établi au fondement. Deux médecins ont exploré le rectum et conseillé les sangsues à l'anus, les opiacés, les pillules mercurielles, un vésicatoire volant aux lombes; deux cautères ont été établis à la même région, on voulait même appliquer un vésicatoire volant sur le ventre.

Lorsque madame B ... a réclamé mes soins, elle venait de passer trois semaines à la maison de santé du faubourg Saint-Denis. On devait lui pratiquer une opération au fondement; mais on a cru devoir auparavant lui faire recommencer un traitement mercuriel par la liqueur de Vanswieten, traitement qu'il a fallu suspendre à cause de vomissemens et de déjections alvines qui sont survenus immédiatement après la quinzième dose et qui ont duré sept heures. Une affection singulière, et comme il n'est pas très-rare d'en observer après les traitemens mercuriels, est venue s'ajouter à la maladie principale ; c'est une paralysie incomplète de la langue, de la joue gauche et des quatre derniers doigts de la main du même côté, avec un sentiment de fourmillement et de froid très-incommode.

Au mois d'août 1831, j'explore le rectum. Je trouve, à deux pouces de l'anus, un rétrécissement dur, inégal, qui admet à peine l'extrémité du doigt. La portion du rectum située au-dessous est plus étroite que dans l'état normal, indurée, anfractueuse et ridée comme par des cicatrices linéaires. L'anus présente à chacune de ses commissures une ulcération vive, rouge (rhagades) et sur les côtés des excroissances molles, pâles (condylômes) ayant environ huit lignes de longueur. En les écartant et en faisant pousser comme pour aller à la selle, on découvre plusieurs tumeurs hémorrhoïdales. L'écoulement est roussâtre, d'une odeur fade, et très-abondant. L'état général est le même que celui des femmes qui ont un cancer utérin.

Dans les premiers temps du traitement, la dilatation étant très-douloureuse, je ne l'ai mise en usage qu'autant qu'il le fallait pour rendre les selles un peu moins difficiles. Des mèches d'un petit volume étaient gardées de cinq à dix heures. Plus tard, la santé générale s'améliorant, j'en plaçai de temps en temps de plus grosses. C'es alors que j'ai pu m'assurer que toutes les parties du rectum, qui sont à la portée du doigt, sont affectées de la même maladie. J'ai dû, en conséquence, porter la dilatation plus haut, jusqu'à six pouces de l'anus. J'avais mis en tout trente mèches à madame B...., lorsqu'elle est allée passer le printemps et l'été dernier à la campagne. A son retour elle avait repris une partie de son ancien embonpoint. Six mois venaient de se passer presque sans coliques et sans avoir besoin de recourir aux lavemens pour aller à la selle.

Madame B.... sait qu'on ne peut que la soulager, et se résigne à se soumettre, de temps en temps, à la dilatation, qu'elle supporte de mieux en mieux.

OBSERVATION XXXIVe.

Deux rétrécissemens. Abus des traitemens mercuriels. Dilatation par les canules. Ecoulement anal très-abondant. Fistule de la grande lèvre.

Madame L...., âgée de trente-six ans, eut une santé fort délicate jusqu'à sa puberté. Réglée à quinze ans, elle devint presque aussitôt enceinte. La grossesse fut heureuse, l'accouchement facile, mais il était à peine terminé, que madame L...., se livrant à un violent désespoir, quitta son logis et crut se donner la mort en restant exposée au froid, sur un rempart, assise sur des canons, pendant toute une nuit de janvier. A partir de cette époque, le ventre a souvent été le siège de douleurs très-vives qui cédaient aux bains généraux ; les selles ont commencé à être difficiles et plus rares, sans que néanmoins le calibre des fèces ait sensiblement diminué pendant plusieurs années. Une circonstance digne de remarque, vu l'influence qu'elle paraît avoir eue dans la production d'un cas analogue (1), c'est l'habitude que madame L... avait contractée dès l'âge de douze ans, de ne satisfaire que le plus tard possible le besoin d'aller à la selle.

En 1829, un médecin, croyant avoir affaire à une maladie vénérienne, fit subir plusieurs traitemens mercuriels par les frictions et par le deuto-chlorure en solution et en pillules. Cette violente médication donnait lieu à la salivation, à de la céphalée, à des sueurs, des frissons, des névralgies ; on y

______
(1) Voyez l'histoire de la maladie de madame B...., p. 84.

revenait cependant toujours et encore au mois de juin 1852 ;
mais alors l'exaspération des symptômes tint la malade alitée
pendant quinze jours. Des bourdonnemens, des vertiges , une
sorte de bouillonnement dans tout le corps, des terreurs su-
bites lui fesaient craindre que sa raison ne s'égarât.

Vers la fin de 1830, madame L... s'aperçut d'un écoulement et d'une tumeur dans la fosse iliaque gauche qui augmentait par la constipation et disparaissait après les selles.
Peu de temps après , la constipation étant plus forte que d'habitude , la malade introduisit le doigt dans le fondement et
y découvrit, près de l'entrée, une bride qui le bouchait
presque entièrement. Le médecin alors songea , pour la première fois, à explorer le rectum. Mais comme il se contenta
d'y introduire une sonde d'argent, il ne rencontra pas d'obstacle, et dit que la constipation tenait à une mauvaise digestion. A quelques jours de là, il excisa une tumeur située au
bas de la grande lèvre gauche; mais il survint un abcès qui
est toujours resté fistuleux , malgré des injections astrin-
gentes long-temps répétées ; un lavement de chlorure de chaux
fut aussi administré et causa de graves accidens inflammatoires.

Un médecin qui a une grande réputation , examina depuis
la malade et déclara qu'il y avait lieu d'espérer une guérison
radicale, au moyen de la cautérisation.

Quand je vis la malade pour la première fois, il y avait
deux mois qu'elle était à une diète très-rigoureuse et qu'elle
gardait nuit et jour, ne la quittant que pour aller à la selle,
une canule longue de huit pouces, percée, à son sommet, de
petits trous pour l'issue de la matière de l'écoulement et recouverte de charpie longue fixée par des anses de fil. Elle
était épuisée par l'abstinence et par l'écoulement qu'avait
considérablement accru la présence, dans le rectum , d'un
corps étranger dur et remontant à six ou sept pouces au-
dessus de l'anus. Cependant le rectum n'était douloureux
qu'à l'endroit où correspondait l'extrémité de la canule.

Il y avait deux rétrécissemens ; l'un près de l'anus , annulaire, à parois épaisses, sans brides ni bosselures, semblait être le sphincter interne hypertrophié ; l'autre, situé beaucoup plus haut, à près de quatre pouces de l'anus, avait la forme d'un diaphragme percé à son centre d'une ouverture à bords minces et durs. La partie de l'intestin supérieure à ce rétrécissement ne pouvait être explorée par le doigt. Celle qui était comprise entre les deux rétrécissemens était saine excepté dans la paroi qui correspond au vagin, où l'on trouvait de haut en bas des érosions plutôt que des ulcérations de la muqueuse, et un engorgement qui se confondait avec le rétrécissement inférieur. Un stylet introduit dans l'ulcère fistuleux de la lèvre génitale pénétrait à dix ou douze lignes, soit vers le périnée soit vers le rétrécissement inférieur ; mais je ne pus trouver une communication avec le rectum, quoiqu'il soit très-probable qu'il en existait une. La malade dépérissait à vue d'œil, et elle n'aurait pas résisté encore un mois au régime et au traitement qu'elle suivait. Assuré que l'état du rectum ne mettrait, pour quelque temps du moins, que peu d'obstacle à la défécation, rien ne me parut plus pressant que de rendre les forces à la malade. Elle se mit à l'usage d'alimens de plus en plus substantiels, dont elle augmentait graduellement la quantité. Les digestions furent aidées par un peu de vin généreux. La malade prenait de temps en temps quelques paquets de rhubarbe, quelques verres d'eau ferrée et au moins deux bains par semaine. Des lavemens entiers favorisaient les selles, et des demi-lavemens empêchaient le séjour de la matière de l'écoulement. Au bout de quarante-cinq jours, l'embonpoint et les forces étaient revenus en partie ; les symptômes cérébraux, qui étaient survenus pendant l'usage du mercure et qui effrayaient la malade, ne se montraient plus que de loin en loin et beaucoup plus faibles. Le rétrécissement s'étant alors reproduit, je commençai la dilatation. Pendant que la mèche traversait le rétrécissement supérieur et quelques minutes après, la malade éprouvait une douleur avec engourdissement très-incommode, et une sensation de froid le long du rachis et du membre inférieur gauche, depuis l'occiput jusqu'à la plante du pied. Après l'application de huit mèches, je suspendis la dilatation pour donner à l'organisme le temps de profiter de l'allégement qu'elles venaient d'apporter à la défécation. Un mois après j'en appliquai dix autres, et depuis la dernière, c'est-à-dire depuis le quinze janvier dernier, je n'ai pas eu besoin d'y avoir recours de nouveau. Quoique l'état de madame L.... soit considérablement amélioré, elle est encore loin d'avoir retiré de la dilatation tout le résultat qu'elle en obtiendra lorsque les ravages du traitement mercuriel auront totalement disparu, et que tous les efforts de la nature pourront se concentrer sur la maladie du rectum.

OBSERVATION XXXVᵉ.

Rétrécissement diaphragmatique très-considérable à deux pouces et demi de l'anus, sans altération notable de la santé générale, et dilaté en trente-quatre jours.

Généviève D.....; âgée de trente-huit ans, toujours bien réglée, n'a jamais eu de maladie vénérienne. Mère à dix-sept ans et demi, elle a eu huit enfans et une fausse couche qui ont donné lieu à une suppuration du sein et à une *phlegmasia alba dolens*. A sa première grossesse, des tumeurs hémorrhoïdales internes paraissaient à l'extérieur pendant les selles, se rompaient et laissaient suinter du sang en abondance. Après sa cinquième couche, la sage-femme lui fit garder le repos au lit, pour une descente de matrice qui ne laisse pas de traces.

A l'âge de vingt-neuf ans, l'introduction plusieurs fois répétée d'un corps étranger dans le rectum fut très-douloureuse et accompagnée d'écoulement de sang. C'est à cette époque que la gêne de la défécation commença. La malade a eu cependant depuis ses deux derniers enfans, et dans l'intervalle un avortement au troisième mois de la grossesse.

Il n'y a que quatre ou cinq ans que le calibre des matières a diminué assez sensiblement pour que la malade y fît attention. Il n'était pas, dans ces derniers temps, de plus de trois lignes de diamètre. La constipation durait tout au plus trois jours, parce que, la malade s'administrant très-bien les lavemens, les selles étaient toujours rendues liquides par ce moyen, qui calmait à l'instant les coliques. Le dévoiement qui survenait de temps en temps, prit, pendant la dernière épidémie, les caractères de la cholérine. Jamais la rétention des matières fécales n'a été portée au point de faire craindre l'iléus. Point d'écoulement par l'anus, point de sanie mêlée aux matières. La défécation était plus facile pendant les règles. Suspendues pour la première fois, depuis la dernière couche, le 14 juillet 1832, les règles n'ont reparu que six mois après. Une tumeur se formait dans la fosse iliaque gauche, pendant la constipation, et disparaissait après les évacuations alvines. La malade avait consulté plusieurs médecins pour ses coliques, aucun n'avait pensé à explorer le rectum.

Lorsqu'elle entra, le vingt et un janvier, à l'Hôpital de la Charité, dans le service de M. Rayer, l'attention était éveillée sur les maladies du rectum; aussi trouva-t-on sur le champ la cause des coliques.

L'état géneral de la malade était satisfaisant; son *facies* n'avait aucun rapport avec celui des personnes qui ont des maladies organiques. La marge de l'anus n'était pas infundibuliforme, et les sphincters avaient leur résistance ordinaire. A deux pouces et demi de l'anus, on rencontrait une sorte de cloison transversale, flexible, percée à son centre d'un trou circulaire, à bords minces, n'ayant que quatre ou cinq lignes de diamètre, et dans lequel le doigt ne pouvait pénétrer. La face inférieure de la cloison était parsemée d'une foule de tumeurs, très-petites, longues, étroites et dures. L'extrémité inférieure du rectum était plus évasée que dans l'état normal.

Aucun des malades que j'ai traités, n'était dans des conditions aussi favorables. Le traitement n'a duré que trente-quatre jours pendant lesquels j'ai placé dix-neuf mèches qui étaient gardées vingt à trente heures. Elles ne causaient de douleur que dans l'introduction et pendant le quart-d'heure suivant. J'ai rapidement augmenté le volume des mèches, de sorte que les dernières avaient au moins dix lignes de diamètre. Vers le milieu du traitement, la malade a éprouvé un accès de fièvre intermittente que j'attribue à l'imprudence qu'elle commit de rester long-temps exposée au froid, entre deux fenêtres ouvertes pendant qu'on lui préparait un bain de siège et qu'on lui fesait son lit. Elle a quitté la Charité le quatre mars.

OBSERVATION XXXVI.

Ulcération du col utérin et du vagin, perforation de la cloison recto-vaginale et antéversion de la matrice prises pour un rétrécissement du rectum. Péritonite. Mort.

Une femme de trente-cinq ans, qui avait toujours été mal réglée et qui ne se souvenait pas d'avoir jamais rendu des matières fécales aussi grosses qu'en rendent la plupart des personnes, contracta à vingt ans un écoulement vaginal contagieux pour lequel elle fit, à l'hôpital des Vénériens, deux traitemens complets par la liqueur de Vanswieten à deux ans de distance l'un de l'autre. A vingt-cinq ans, un mois après une chute violente sur le siège, elle eut par l'anus une perte considérable de sang qui s'est souvent renouvelée depuis, mais moins abondante. Vers le même temps survinrent des coliques, de la constipation et de la difficulté pour aller à la selle. Il se forma aussi plusieurs fistules anales auxquelles un chirurgien très-connu ne voulut pas toucher, le cas lui paraissant incurable, et que, sur les instances de la malade, un autre chirurgien se décida à opérer en plusieurs fois, quatre ans après leur apparition.

Cette malade fut admise, le vingt-deux octobre 1832, dans un autre hôpital pour un rétrécissement du rectum, et soumise à la dilatation par le procédé de Desault. Les fèces étaient cylindriques. Dans l'intervalle des selles, il y avait un écoulement blanc très-abondant, qui diminua beaucoup par l'usage des bains généraux. On ne mettait pas tous les jours une mèche ; mais chaque fois elle provoquait des envies de vomir et souvent le vomissement. L'interne du service m'a dit que lorsqu'il introduisait une mèche, il sentait à la hauteur de trois pouces et demi environ, un obstacle qu'il ne parvenait à éviter qu'en portant le sommet de la mèche en arrière. Le chirurgien en chef allait me confier le traitement de la malade, quand elle se refusa formellement à me laisser explorer son rectum. Elle mourut quinze jours après, le dix mars 1833, présentant tous les symptômes d'une perforation intestinale.

Autopsie. Le cadavre ayant été transporté à l'École pratique et injecté pour servir aux travaux anatomiques, je n'ai pu l'examiner aussi minutieusement que je l'aurais désiré. Une première fois, le quatorze mars, j'ai constaté une péritonite de tout le bassin avec fausses membranes récentes. Son point de départ était le fond du cul-de-sac recto-vaginal qui était le siége d'une large perforation. Je n'ai pu examiner, ce jour-là, que la portion supérieure du rectum, à partir de la perforation. Elle ne m'a présenté de notable qu'un épaississement général assez prononcé de ses tuniques. La matrice était dans un état d'antéversion très marqué, et l'ovaire droit ne formait plus qu'un kyste du volume d'une petite orange. Deux jours après je terminai l'autopsie. A trois pouces et demi de l'anus, le rectum était largement ouvert, dans les deux tiers antérieurs de sa circonférence, par une ulcération qui avait dévoré tout le col utérin et la partie supérieure du vagin. Dans cette ouverture était engagée l'extrémité antérieure du corps de l'utérus ulcérée, et présentant un large entonnoir qui se rendait dans sa cavité. Par l'effet de l'antéversion, la portion ainsi tronquée de l'utérus devait présenter son infundibulum aux corps introduits par l'anus ; c'est ce qui explique pourquoi on a pu la prendre pour un rétrécissement, en se bornant à la simple exploration du rectum avec le doigt, qui n'atteignait qu'à peine au siège du mal. L'utérus avait le double du volume et du poids ordinaires. Je n'ai trouvé nulle trace de tissu squirrheux ou encéphaloïde.

Ce n'était pas là un cancer, mais un simple ulcère du col utérin, ulcère dont l'antéversion de la matrice a favorisé l'extension aux parties voisines et dont l'origine remontait à seize ans. Si le même cas se présentait aujourd'hui, à son début, à l'Hôpital des Vénériens, au lieu de faire subir, pour un écoulement vaginal, deux traitemens mercuriels dont le moindre inconvénient est d'être inutiles, on examinerait le col utérin au spéculum et, suivant les progrès du mal , on le cautériserait ou on l'amputerait avec d'autant plus de chances de succès, qu'on aurait affaire à un ulcère sans dégénération organique.

OBSERVATION XXXVIIe.

Rétrécissement commençant à six pouces et demi de l'anus et constaté, au moyen d'une bougie à empreinte, dix ans après l'incision d'un autre rétrécissement. Effets remarquables du nouveau mode de dilatation. Plusieurs iléus très-violens. Retour à un état de santé inespéré.

Madame S***, âgée, aujourd'hui, de quarante ans, a eu, à six ou sept ans, une chute du rectum , qui fut traitée par des applications long-temps répétées de compresse trempées dans du gros vin. Réglée à quinze ans , elle devint enceinte trois ans après. La grossesse très-laborieuse fut annoncée par des vomissemens et accompagnée de constipation et d'une très grande difficulté dans l'acte de la défécation. Il survint aussi vers la fin d'énormes varices aux aines et aux cuisses. L'accouchement dura cinq jours pendant lesquels le fœtus prit diverses positions; il fallut appliquer le forceps. Durant le travail, la malade était continuellement tourmentée par des envies d'aller à la selle qu'elle ne pouvait satisfaire. Il n'y eut point de lochies. Le neuvième jour après l'accouchement, un coup de pied violent, reçu à l'ombilic, fut suivi aussitôt de perte de connaissance et d'un gonflement énorme de l'abdomen. Quarante sangsues, un vaste vésicatoire sur les piqûres, des cataplasmes, des fomentations amenèrent du soulagement; au bout d'un mois, il sortit par le vagin plusieurs gros caillots d'un blanc verdâtre dans un état de putréfaction commençante. Le ventre alors s'affaissa, mais la convalescence dura encore trois mois.

Peu de temps après, madame S***, qui ne fit jamais d'excès de table et qui ne prend que très-rarement et en petite quantité des boissons excitantes, fut atteinte d'un dévoiement *brûlant* qui dura six mois. Depuis cette époque, les matières fécales sont rendues sous forme d'olives quand elles sont dures, et de cylindres aplatis dont les plus longs n'ont jamais deux pouces, lorsque leur consistance est moindre.

Au mois de février 1820, un violent accès de colère donna lieu à une longue attaque d'hystérie. Les selles, qui jusque-là n'étaient que rares et difficiles, devinrent extrêmement douloureuses. Pendant six mois il ne sortit, par le rectum, qu'une poussière brunâtre. M. Dupuytren incisa alors un rétrécissement, et y plaça une mèche qui devait être gardée quarante-huit heures; mais le lendemain il survint des vomituritions, des douleurs atroces dans la fosse iliaque droite, qui était tuméfiée; la mèche était remontée et ne pouvait plus être extraite. Une once d'huile de ricin administrée à l'intérieur n'avait pas eu encore le temps d'agir, lorsque, au milieu d'horribles efforts de défécation, un brin de la mèche s'étant présenté à l'anus, on s'en servit pour l'entraîner au dehors, ce qui ne put se faire sans une certaine violence. Il sortit ensuite beaucoup de sang et des matières fécales parmi lesquelles cinq ou six scybales rondes et grosses comme des avelines.

Il fallut un certain effort pour les briser avec un marteau, et cependant elles se dissolvaient assez promptement dans l'eau froide. Dans les pansemens suivans, on avait le soin de laisser pendre au dehors le fil qui serrait la mèche à son sommet. Au troisième mois de traitement, la mèche étant remontée de nouveau, les mêmes symptômes survinrent. L'élève placé auprès de la malade tira le fil; mais, comme on aurait dû le prévoir, la mèche, en se rebroussant du sommet vers la base, forma un tampon volumineux; pour comble de malheur le fil se rompit. Après avoir employé inutilement plusieurs instrumens de sa trousse, l'élève eut l'heureuse idée de se servir de la tringle d'un petit rideau de croisées, sur lequel le hasard lui fit jeter les yeux. Grâce au crochet que ce nouvel instrument portait à son extrémité, la mèche fut extraite. Sa sortie fut accompagnée d'un bruit semblable à celui qu'on produit en débouchant une bouteille.

Le traitement dura encore deux mois, et tous les jours un fil très-fort serrait la mèche à son sommet, formait une anse autour de sa base et pendait hors de l'anus, pour qu'on pût l'extraire au besoin.

Pendant les neuf années suivantes, l'iléus mit plusieurs fois la malade aux portes du tombeau, et la força, à diverses reprises, à entrer à la maison de santé du faubourg Saint-Denis, où on la traitait par l'huile de ricin et d'amandes douces à l'intérieur, les cataplasmes, les fomentations, les bains, les douches ascendentes, les mèches dans le rectum. Quand on ne sait que faire dans les maladies chroniques, on prescrit les mercuriaux, comme si l'usage de ces médicamens était sans danger. Madame S*** fut soumise à cette épreuve, quoiqu'elle protestât n'avoir jamais eu aucun symptôme vénérien. Heureusement son état ne fut pas aggravé. Au rapport de la malade, tous les traitemens n'avaient fait que calmer les accidens graves produits par la constipation, à certaines époques et particulièrement pendant les saisons froides. Plusieurs fois, depuis l'incision, les mèches avaient amené le rectum, dans l'étendue de cinq, à six pouces à un diamètre de huit à dix lignes, et cependant le calibre des matières était

toujours resté très-petit. Cela n'indiquait-il pas un rétrécissement situé plus haut que celui qu'on avait incisé ? c'est ce
que nous verrons par la suite.

Les règles avaient cessé avant la trentième année. Le col
utérin douloureux était souvent le siège de pulsations semblables à celles d'un panaris et saignait quand on le touchait.
Un des chirurgiens les plus expérimentés de Paris, sous les
yeux duquel la malade avait passé plusieurs mois dans un
établissement public, lui avait déclaré, dès 1818, qu'on ne
pouvait rien faire, même pour son soulagement.

Le lundi, vingt-deux février 1830, je vis madame S***
pour la première fois. Après m'être sommairement informé
des antécédens, je trouvai à deux pouces et demi au-dessus
de l'anus, un rétrécissement en forme de diaphragme percé
à son centre. L'extrémité de l'index ne pouvant le franchir,
je me servis de l'auriculaire ; mais comme ce doigt touchait
à peine l'obstacle, je poussai en haut le périnée et par ce
moyen la dernière phalange dépassait le point rétréci qu'elle
remplissait exactement. La fléchissant ensuite et la dirigeant
dans tous les sens, je m'assurai que le diamètre de la portion
d'intestin, immédiatement située au-dessus, était au moins
double de celui du rétrécissement. La sensation, perçue par
la pulpe du doigt, n'était pas celle qu'on éprouve lorsqu'on
touche les parois d'un rectum sain. Ce n'était pas cette mollesse, cette humidité d'une muqueuse à l'état normal ; il me
semblait que les surfaces étaient dépolies et les parois un
peu plus denses. La portion du rectum inférieure à la coarctation, ne présentait de remarquable qu'une plaque rugueuse,
de l'étendue d'une pièce de dix sous, et située en arrière. Le
sphincter était un peu resserré et puissant. On ne trouvait
aucune cicatrice, aucune trace de l'opération pratiquée par
M. Dupuytren. J'introduisis une sonde flexible du n° 8 qui
pénétra librement, sans que la malade s'en aperçût, à onze
pouces au-dessus de l'anus, et qui sans doute serait allée plus
avant si elle eût été plus longue. Il n'en fallait pas conclure
comme je le fis alors, dans mon inexpérience, que s'il y avait

un autre rétrécissement, il était hors de l'atteinte des instrumens, car une sonde aussi petite aurait pu le traverser
aussi bien que le premier. En explorant le vagin avec le doigt,
je trouvai le col utérin entr'ouvert, sa lèvre antérieure tuméfiée, la cloison recto-vaginale épaissie et très-douloureuse
au toucher surtout à la hauteur du rétrécissement connu.
La malade s'est toujours refusée, malgré mes instances, à se
laisser examiner au spéculum.

Depuis le vingt-cinq février jusqu'au cinq mars, six mèches furent portées jusqu'à six pouces ou six pouces et demi,
et gardées neuf à douze heures chacune; tandis que précédemment elles restaient rarement en place plus de trois heures. La dernière avait le volume de la mèche du premier pansement de la fistule à l'anus, c'est-à-dire, huit à neuf lignes
de diamètre. Dans la nuit du deux au trois mars et dans la
journée suivante, il s'était écoulé, par le vagin, une assez
grande quantité de sang, pour faire espérer à la malade le
retour de ses règles absentes depuis près de sept ans. Cependant, le calibre des fèces ne changeant pas malgré l'augmentation évidente du calibre de la coarctation, je voulus porter
plus haut la dilatation; mais le porte-chemise était constamment arrêté à six pouces et demi de l'anus. Quand l'instrument arrivait en cet endroit, il causait une douleur vive
avec défaillance. C'est là que la malade paraît avoir habituellement éprouvé la plus grande gêne dans la défécation.
Elle n'a cessé de répéter à ses médecins que les excrémens
avaient toujours beaucoup de peine à franchir un point qu'elle
désignait en portant la main en arrière vers la base du sacrum, qu'ensuite ils étaient arrêtés plus bas par un autre
obstacle moins considérable, celui contre lequel seul le
traitement chirurgical avait été dirigé jusqu'alors, et dont
la disparition, à diverses reprises, n'avait été suivi d'aucun
soulagement marqué, d'aucune augmentation du calibre des
fèces.

Toutes les probabilités se réunissaient pour l'existence d'un
second rétrécissement à six pouces et demi ou sept pouces.

Pour en avoir la preuve certaine, je me servis d'une bougie cylindrique, flexible, de six lignes de diamètre et dont l'un des bouts était armé d'un fort pinceau de charpie recouvert d'emplâtre de ciguë. J'introduisis facilement ce porte-empreinte et le tins appliqué contre l'obstacle supérieur. Au bout de huit minutes présumant que l'emplâtre était assez ramolli, je le poussai de bas en haut pendant deux minutes. Quand je retirai l'instrument, je trouvai l'emplâtre refoulé en grande partie vers la base du pinceau. Celle-ci, plus volumineuse qu'avant son introduction, était surmontée par un cylindre de quatre lignes de diamètre, long de plus d'un pouce, et dont l'insertion avait lieu de manière à faire présumer que l'ouverture du rétrécissement était située en arrière de l'axe de l'intestin.

Le résultat de ces recherches ne permettait plus de douter qu'il y eût un second rétrécissement d'environ quatre lignes de diamètre, et commençant à six pouces et demi au-dessus de l'anus. Ce n'est que plus tard qu'on a pu se procurer quelques notions sur son étendue.

Les six mèches déjà appliquées avaient si promptement dilaté le rétrécissement inférieur que madame S*** me suppliait d'attaquer immédiatement le supérieur, par les mêmes moyens ; mais j'avais trop présente à l'esprit la malheureuse fin de la malade qui fait le sujet de la vingt-troisième Observation, pour oser entreprendre une opération grave et jusque là sans exemple, avant d'avoir pris l'avis d'un de ces hommes dont l'opinion fait autorité. M. Dupuytren qui, dix ans avant, avait incisé le rétrécissement inférieur, reconnut l'état des choses, et décida qu'il était convenable d'employer au plus tôt le nouveau mode de dilatation.

Je n'entrerai pas dans de longs détails. Pour donner une idée du traitement, il suffira de dire qu'aucun autre n'a exigé autant de patience et ne m'a causé autant d'inquiétude. Les difficultés sans nombre qu'il a présentées, m'ont fait ajouter successivement à l'appareil *la calotte, l'hélice, le support, le manchon et la canule métallique*, qui n'en fesaient pas d'abord partie. Souvent, je n'ai pu franchir le rétrécissement supé-

rieur ; et quand il m'arrivait d'y placer une mèche, les précautions que j'avais prises en opérant, ne me rassuraient pas
contre les fausses routes, et je restais dans la plus grande
anxiété jusqu'au lendemain. Les deux premières mèches,
portées à dix pouces, donnèrent aux matières excrétées un
calibre qu'elles n'avaient jamais eu depuis le commencement
de la maladie (vingt ans). Après la quinzième, des cylindres de huit lignes de diamètre et de quinze à vingt lignes de
longueur, furent rendus avec facilité; les lavemens franchi-
rent le rétrécissement et l'*arriéré* s'écoula. Les forces digestives se ranimèrent, et le résidu de certains alimens qui,
depuis plusieurs années, n'était expulsé qu'un certain nombre
de jours après l'injection, ne séjournait plus dans l'intestin
au-delà d'une journée. Les règles, absentes depuis plus de
sept ans, reparurent dès le premir mois du traitement et ont
rarement manqué depuis Au vingt mai, trois mois après ma
première visite, vingt-sept mèches avaient été placées dans
le rétrécissement supérieur; seize autres qui n'avaient pu y
pénétrer, étaient restées dans l'inférieur. Craignant de produire quelque rupture si je grossissais encore les mèches, je
crus devoir me borner désormais à entretenir l'élargissement
obtenu, en plaçant, de temps à autre, des mèches d'un médiocre volume.

A mesure que les selles se rétablissaient, madame S***
mangeait davantage, montait en voiture, fesait ou recevait
de longues visites pendant lesquelles elle était souvent obligée
de vaincre le besoin d'aller. Fatiguée de la dilatation, elle
trouvait tous les jours un prétexte nouveau pour s'en dispenser, malgré mes instances. Alors les selles redevinrent
laborieuse et rares, quoique le calibre de fèces restât le même.
Au commencement de juillet, des graines de groseilles à ma-
quéreau (*Ribes Grossularia, Linn.*) imprudemment avalées
quatre jours auparavant, furent rendues, non sans de vives
douleurs et irritèrent le rétrécissement supérieur, qui sembla s'enflammer. Les selles se supprimèrent ; il se forma des
tournioles au gros orteil droit et à plusieurs doigts. Enfin

pour dernière imprudence, après plusieurs courses en voiture pour son déménagement, dans la journée du quinze, après avoir monté et descendu plusieurs fois un escalier élévé, madame S***, s'abandonnant à son appétit, fit un dîner très-copieux. Dès le lendemain commença le plus violent *iléus* dont j'ai jamais été témoin. Les sangsues en grand nombre, les frictions et les topiques émolliens très-chauds sur l'abdomen, les bains, les lavemens, au moyen d'une longue canule élastique, sauvèrent la malade au grand étonnement du médecin qui la soignait avant moi et qui continuait à la voir. Une leçon aussi forte n'a pas empéché madame S*** de commettre de nouvelles imprudences. Il lui est arrivé de manger en dix jours plus qu'elle ne mangeait en deux mois, avant le traitement. Aussi dans l'espace de trois ans, trois *iléus*, à la vérité, moins graves que le premier, m'ont laissé convaincu que les applications de sangsues en grand nombre sont le plus puissant moyen thérapeutique que nous possédions contre cette terrible maladie.

Au commencement de 1832, il se forma entre l'anus et le coccix, sur la ligne médiane, une fistule dont l'orifice interne ne remontait qu'à six lignes. La malade partageait le préjugé si répandu, que *la fistule* est une maladie très-longue, très-grave et souvent incurable, préjugé que des chirurgiens avides contribuent à entretenir, par l'appareil dont ils environnent une des opérations les plus simples et les plus faciles à pratiquer. Une confiance sans borne put seule déterminer la malade à se laisser opérer. Je fis une simple incision et la fistule guérit en moins d'une semaine.

Aujourd'hui la position de madame S*** est très-supportable. Des souffrances et des traitemens de toute espèce n'ont aucunement altéré la santé générale; au contraire, à voir son embonpoint on ne croirait jamais que c'est là la malade qui a touché plusieurs fois aux portes du tombeau; aussi plusieurs des médecins, qui l'ont soignée dans le temps, ont-ils manifesté la plus grande surprise en apprenant qu'elle vivait encore.

Cependant peu de jours se passent sans coliques; les selles ne sont jamais aussi faciles que chez une personne en parfaite santé; chaque fois que je place une mèche dans le rétrécissement supérieur, madame S*** éprouve, pendant quelques instans, un frisson avec défaillance qui lui fait redouter la dilatation plus que s'il lui causait une très-vive douleur; et si quelques jours se passent sans évacuations, elle ressent, au niveau de l'articulation sacro-coccygienne, une douleur aiguë qui l'empêche momentanément de rester dans la station assise (à moins que le siége ne soit muni d'un bourrelet), et qui augmente pendant la défécation pour disparaître quand le ventre s'est vidé.

CONCLUSION.

En résumant l'*Histoire des Rétrécissemens du Rectum*, je suis arrivé aux propositions suivantes :

1° Quoique l'étiologie en soit fort obscure, il est à peu près certain que la sodomie et la syphilis, loin d'être les causes exclusives de cette maladie, sont le plus souvent étrangères à sa production, et ne peuvent y avoir part que dans certaines conditions déterminées.

2° Le toucher, la bougie à empreinte et l'examen des matières excrétées fournissent les meilleurs signes diagnostiques.

3° La lésion anatomique n'est pas aussi souvent cancéreuse qu'on l'a cru.

4° Hors les cas d'extirpation de tous les tissus affectés, la récidive est inévitable.

5° Le traitement mercuriel n'a jamais produit une guérison, même temporaire.

6° On ne soulagera les malades qu'en agissant directement sur les parties rétrécies.

7° A moins d'un danger imminent, l'*incision* doit être rejetée.

8° L'*extirpation* d'un portion du rectum est tellement grave, qu'on ne doit la pratiquer que lorsqu'on est sûr de pouvoir emporter tout le mal, sans ouvrir le péritoine et sans établir de fistules recto-vaginales ou recto-vésicales.

9° La *cautérisation* pourra être utile si l'on se borne à modifier la vitalité de la surface intestinale.

(203)

10° La dilatation est, en général, le meilleur moyen de traitement et, parmi ses divers modes, le *nouveau* est le plus sûr, le plus expéditif et le seul applicable aux rétrécissemens élevés.

11° Il est aujourd'hui facile de reconnaître et de dilater des rétrécissemens dont, jusqu'à présent, on soupçonnait à peine l'existence et dont la chirurgie n'avait aucun moyen d'arrêter les progrès.

12° L'établissement d'un *anus artificiel* devenant quelquefois indispensable, je crois avoir indiqué comment on peut donner à cette opération de nouvelles chances de succès.

13° Si des rétrécissemens qui ont commencé vers la vingtième année, n'ont pas empêché les malades, qui en étaient affectés, de parvenir à un âge avancé, sans aucun secours de l'art (Observations 4e, 9e et 22e); si, d'un autre côté, la dilatation, très-fréquemment employée sur d'autres rétrécissemens, n'en a pas exaspéré les symptômes, n'a pas fait dégénérer les tissus (Observations 32e, 33e, 34e et 37e), il est raisonnable d'espérer qu'à l'aide d'une dilatation méthodique, on prolongera les jours de la plupart des malades, bien au-delà du terme qui semblait leur être prescrit.

14° Enfin, il est probable que le traitement qui a sauvé la vie à madame S*** (Observation 37e), aurait prolongé celle de Talma jusqu'à la rupture de l'anévrysme qu'il portait à la pointe du cœur, et on n'aurait pas entendu ce grand comédien adresser à ces médecins ces sombres et prophétiques paroles : *Vous n'avez pu me tirer de là..... Si j'eusse été un* *homme ordinaire, vous m'auriez sauvé; on a tâtonné, ma mort ne servira qu'à vous faire connaître ce que vous devrez faire pour un autre. Voilà donc la médecine!..... (1).*

POST-SCRIPTUM.

J'ai parlé à la page 71 d'un appareil, pour l'administration des douches ascendantes, que je regardais comme le terme de la perfection en ce genre. J'ai la satisfaction aujourd'hui d'annoncer qu'il en existe un autre plus simple, plus portatif, et pour lequel M. Despruneaux vient d'obtenir un brevet d'invention. Son mécanisme ressemble à celui de la pompe à incendie; mais il en diffère en ce que l'air est soigneusement exclu du premier, tandis qu'il joue un rôle important dans la seconde. Le réservoir, de forme et d'étendue variables, est adapté à la partie supérieure de l'appareil. Le liquide descend dans le corps de pompe, par son propre poids, à travers le piston qui, à cet effet, est percé dans toute sa hauteur. Quand on baisse le piston, une soupape située à sa face inférieure, et fermant de bas en haut, empêche le retour du liquide vers le réservoir, et le force à passer dans un tuyau d'écoulement long et flexible. Enfin, pour que le jet ne soit pas intermittent, le tuyau est muni d'un renflement en caoutchouc, dont l'élasticité rend presque insensibles les alternatives d'élévation et d'abaissement du piston.

(1) Journal des derniers jours de Talma, tenu par le Docteur Amédée Talma, son neveu.

BIBLIOGRAPHIE.

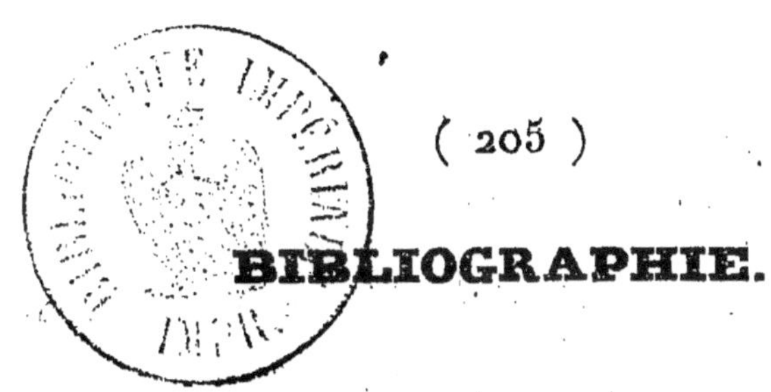

Vesalius. De corporis humani fabrica, liber. V , cap. XV ,
  p. 663, 1542.
Marcellus Donatus. med. hist. mirab. venet. 1588.
Scultetus. Armament. Chir. C. Observat. Ulm 1545.
Ballonius. Paradigmata, n° 30. (*Annulus crassus in intestino
  crasso*).
  —— Opp. I, p. 45. (*Recti angustia cartilaginea*).
Purmann. Lorbeerkranz II , p. 458. (*Recti angustatio ex car-
  cinomate*).
Glisson. De ventriculo et intestinis Tr. II, C. 14, n° 18 (*Angus-
  tatio recti*).
Riedlin. Millenarius, n° 536. (*Recti excrescentiœ*).
Henr. von Roonhuysen. Heelkonstige anmerkingen, vol. II,
  1663 à 72.
Sebizius. De constipatione alvi. Argentorati. 1664. § 23.
Richard Wiseman. Several chirurg. treatises. London, 1676,
  1686, 1734.
Jos Guich. du Verney. Mémoires de l'accadémie des sciences.
  1684. Comment. societ. petrop., vol. V, p. 213.
Tulpius. Observatio. medic., lib. III cap. II , page 182, et
  caput X , p. 197. Amstelo. 1685.
Lavater. De enteroperisole seu intestinorum compressione Basil.
  1672.
Muller (Joan-Sigfrid). De alvi constipatione, in-4°. Tubinge, 1678.
Dionis. Cours d'opérations de chirurgie. 1777. Pag. 318 et 320.
J. Bohn. De hemorrhoïdibus cœcis. Lipsiœ. 1694.
Jens. Tyrocinium medicum. Hag. 1697.
Stahl. De motu sanguinis hemorrh. et hemorrhoïdibus ext.
  Halae. 1698.
Ephem. Nat. Cur. Dec. II, ann. VI, observ. 159. (*Sarcoma
  recti*).
  ———— Dec. II, ann. VII, observ. 139. (*Rectum
  coalitum*).
Bonnet. Sepulcretum anatomicum, vol. II , pag. 269, Genev.
  1700.
Vasalva. Obs. med. V. 1707.
Printz (Célestin-Amand) De adstrictione alvi. In-4°. Jenae.
  1710.
Ruysch. Observ. anat. chir. — Obs. 95. 96. 1721.
Wedel. De hemorrhoïdibus. Jenac. 1727.

Walther De intestinorum angustia ex obfirmato eorum habitu. Lipsiæ. 1731.

Boerhaave. Prax. med., tom. II, p. 424. 1737.

Schaarschmidt. Med. und chir. Nachr., vol. V, Observ. 10. Berlin, 1740.

Trioen. Observ. med. chir., tab. IV. 1743.

Schmidel. De alvi obstructione. Erlang. 1755.

Schnizzer. De alvi obstructione. (Icon). 1755.

Fabricius Hildanus. Obs. chir. Cent I, obs. LVI, p. 49.

De Haen. Ratio medendi. Part. III, cap. 2 et part. X, cap. 1. (Icones coli contracti).

—— Rat. med. contin. II, p. 34. (*Excrescentiae in recto*).

Lawrenge. De hydrope. London, 1756. Page 133.

Robert Millon. London med. journal, vol. V, n° IV, p. 401.

Lieutaud. Précis de la médecine pratique. Paris, 1759. Obs. 425, p. 135. — Obs. 433, p. 136. — Obs. 384. Page 121.

Lebœuf. Journal de médecine et de chirurgie. 1760. Tom. XII, p. 123.

Bloch. Medic. Bemerkungen. p. 124. (*Polyposa concretio in recto*). Et in Berliner Sammlungen I, p. 223.

Stoerk. Ann. med., pag. 125. 1760.

Zeviani De flato etc., liber II, cap. 2.

Brasdor. De ani abcessibus. Paris, 1761.

Morgagni. Tom. II, epist. 32, art. 6, 9. — Epist. 39, art. 12.

Loseke. Neue und seltene anat. chir. med. Wahrn., p. 60. Berlin, 1767.

Marquet. Traité pratique de l'hydropisie et de la jaunisse. Paris, 1770. P. 160.

Erdmann. De causis obstructionis alvinæ. Lipsiæ. 1770.

Langguth. De arteria fonte hemorrh. limpidissimo. Viteb. 1770.

Pott. Chirurg. observ.

Ludwig. De causis obstructionis alvinæ. (Icon). In-4°. Lipsiæ. 1770.

Duchadoz. De proctostenia seu de morbosis intestini recti angustiis. Monsp. 1771.

C.-G. Siebold. De morbosis intestini recti.

Meyer. De strangulationibus intestinorum in cavo abdominis. Argent. 1776.

Schmucker. Verm. chir. Schriften, vol. I, p. 108. 1776.

Horn. Ibidem. Vol. I, p. 221.

Lange. Ibidem. Vol. II, p. 202.

Haller. Voyez Gott. gel. Anzeig, 1777, p. 1196.

—— Opuscul. pathol., Observ. 26.

Schlegel. Material. f. d. staatsarznw. und prakt. Heilkunde., cah. 3, p. 110.

Durande. Histoire et mémoires de la société royale de médecine. 1777 et 1778. Page 223.

Lorry. Ibid. p. 197.

Ancelin. Ibid. 1780 et 1781. P. 311.

N. Act. Nat. Cur., vol. VIII, observ. 40. (*Colon coarctatum, callosum*).

Lecat. Prix et mémoires de l'Académie royale de chirurgie, in-12. Paris, 1775. Tome 1ᵉʳ, p. 185.

Hévin. Ibidem. Tome XI, p. 315.

Seligmann. De hemorrh. albis. Gotting. 1782.

Roederer et Wagler. De morbo mucoso. Gotting. 1782.

Westenberg. Sur une maladie inconnue du bas-ventre, voyez Verhandelingen te Harlem, partie 19, cah. I, p. 279. 1782.

Veirac. Sur un rétrécissement du colon qui s'étendait jusqu'à la moitié du rectum. Voyez Verhandelingen uitgegeven door het zeeuwsch Genootschap der Wetenschappen te Vlesingen, partie 7, p. 168. 1783.

Duncan. Médic. comment. collect. London, 1785. Vol .X.

Beddoes. Ibidem. 1794.

Desault. OEuvres chirurgicales. Paris, 1798. Tome II, p. 380.

Derrecagaix. Journal de chirurgie de Desault, tome 1, p. 270.

Boulet. Ibidem. Page 132.

Chambon de Montaux. Observ. clini. Paris, 1789.

J.-L. Petit. OEuvres posthumes, tome II.

Perilhe. Histoire de la chirurgie, tome II.

Friese. Pertinacissimam alvi obstructionem ab angustia et callositate intestini recti ortam. (Icon. illust. Sistens.) Halae. 1788.

Reil. Memor. clin. fasci. I; p. 39. 1790.

Rahn. Dissert. de passionis iliacæ pathol. Halae. 1791.

Portal. Cours d'Anatomie Médicale, tome V, p. 244.

Tuffet. Bulletin des sciences médicales, tome VII, p. 160.

Sédillot. Recueil périodique, vol. II, p. 106.

Sherwen and *Lettsom.* Memoirs of the medical society of London, vol. II, art. II, and XXVII. 1789.

Wickens Hodges. Ibid., tome V, p. 6. 1792.

White. Ibid., vol. VI, nº 17. 1795.

Oberteuffer. Voyez Museum der Heilk. vol. I, p. 396. 1792.

Sandifort. Museum anat., vol. I, sect. 3, nº. XLI p. 255. 1793.

Ebel. Ueber die Bleyglasur. Hannover. 1794.

Mollerat de Souchey. Journ. de med. 1794. Tom. XLVIII, p. 114.

Monteggia. Annotazioni pratiche sopra i mali venerei. 1794.

Curtius. Diss. sistens morbi atrocis a tumore sebaceo in intestino recto hærente enati historiam cum sectione cadaveris. Jenae, 1794.

Willan. In London medical journal, tome V, p. 403.

Johnstone (*Edward*). Med. and. philos. comment. by a soci. in Edinburg, vol. V, p. 302.

Everard Home. Practical observ. on the treatement of strictures in the Urethra etc. 1795. Vol. II, p. 418.

—— Observations on cancer. London, 1805. Page 129.

Paletta. Giornale di Venezia, tome IX.

—— *Weigel* Ital. Biblioth., III, B. 2, St. p. 183. 1797.

Baillie. Morbid anatomy, p. 1116.

—— In transactions of a society for the improvement of medical and surgical knowledge. Vol. II, n° 14.

Stieglitz. Ueber médic. Kæthsel. Voyez *Hufeland's* journal der prakt. Arznk., vol. I, cah. IV, p. 543. 1796.

Trnka von Krzowitz. Ueber die hæmorrh. Kr. bearb. von Knebel., vol. II. 1798.

Thom. Erfahr. Und Bemerk. aus der. A. W., n° 33. 1799.

Michaelis (*G. Ph.*). Ge chichte einer Verengerung des Mastdarms und deren Heilung durch den Schnitt. Voyez Journal der prakt. Arznw. von *Hufeland*, vol. VIII, cah. I, p. 17-31. 1799.

Mandin. Disssertation sur la passion Iliaque. Montpellier, an XII.

Schaffer. Sur les tumeurs hémorrhoïdales. Strasbourg, 1802.

Meckel. Neues Archiv., tome I. 1803.

Voigtel. Handbuch der pathol. Anat., tome. II, p. 650. 1804.

Bellet. Sur les squirrosités et le rétrécissement de l'intestin rectum et de l'anus. Paris, 1805.

Villemur. Considérations générales sur les maladies des intestins. Montpellier, 1807. Page 14.

Wichmann. Ideen zur Diagnostik, 2ᵉ édit., page III, § 46. Vienne, 1807.

Nasse. Schleichende Entzündung des Mastdarms etc. Voyez Archiv für med. Erfahrung von *Horn, Henke* und *Nasse*, tome I, 1807.

Wilmot. Transact. of the irish college of Physicians, vol. II. 1810.

Schreger. Ueber tuberculœse Excrescenz des Afterdarms. Voyez chir. Versuche, vol. I, p. 258. Nuremberg, 1811.

Metzler. Ueber die Widernatürliche Verenger. des Mastdarms. Voyez journal der prakt. Heilkunde von *Hufeland* und *Hylmy* Cah. 7, juillet 1811.

W. White. Observations on the contracted intestinum rectum, in-8°. Bath, 1812.

Hill. Edinb. med. and. surg. journal, vol. X, 1813.

G. F. Edwards. Ibid. 1818. N° 52 octobre.

Otto. Handbuch der pathol. Anat. des Menschen und der Thiere, p. 284 Breslau, 1814.

Pemberton. A practical treatise on various diseases of the abdom. viscera. third edit. 1814.

William Gaitskell. The London med. reposit. by *Burrows* and *A. T. Thomson*. 1815. Vol. IV, July.

Powell Blackett. Ibid. Vol. VII, n° 41. May.

Delpech. Précis élémentaire des maladies chirurgicales. Paris, 1816. Tome I, p. 598. — Tome III, p. 559.

—— Chirurgie clinique de Montpellier. Paris, 1825. Tome I, p. 327, 333.

Ducamp. Traité des rétentions d'urine.

Martino Rossi. Wundarzt am hospitale Rivarolo. Froriep's Notizen IV, B. S. 139.

John. Howship. Pract. obs. on the sympt, discrimination and treatment of the most common diseases of he lower intestines and anus, particulary including those affections produced by stricture, etc. London, 1820.

White. Observations on strictures of the rectum, and other affections which diminish the capacity of that intestine etc. in-8° p. 172. Bath. 1820.

Rinnerer. Ein Mastdarmpolyp bey einem Kinde von sechs Iahren. Voyez Salzburg, med. chir., Zeitung. 24 ster Ergänzungsb. n° 617, p. 142-144. 1821.

Wendesleben. De intestini recti strictura. Halae. 1820

Richerand. Nosographie. Paris, 1821. Tome III, p. 425.

Daniel. Pring. and *Freer*. the London med. and physical, journal, vol. XLV, p. I, janvier 1821.

Charles Bell. A treatise on the diseases of the urethra, vesica urinaria, prostate, and rectum. 1822.

Horatio Gales Jameson. American medical recorder. April 1822.

T. Copeland. Observations on the principal diseases of the rectum and anus. London, 1824.

Calvert. On hemorrhoïd and others diseases of the rectum, p. 167.

Boyer. Traité des maladies chirurgicales. Paris, 1825. Tome X, p. 2 et p. 163.

Frank (in Stuttgart). Voyez von *Grafe's* und von *Walther's* journ. der. Chir., vol. IV, cah. I, p. 125. 1825.

Valentin. Archives générales de médecine. 1825. Tome VII. p. 601.

Lebidois. Ibidem. 1828. Tome XIX, p. 591.

Samuel Cooper. Dictionnaire de chirurgie pratique, traduit de l'anglais. Paris, 1826. Article *Rectum*.

Bayle et Cayol. Dictionnaire des sciences médicales. Article *Cancer*.

Hallé et Nisten. Ibidem. Article *Douche*.

Renauldin. Ibidem. Article *Constipation*.

Biett. Répertoire général d'anatomie et de physiologie pathologiques. Tome III, 1er trimestre de 1827.

Thume. Nouvelle bibliothèque médicale. Mai 1828.

Longueville. Clinique des hôpitaux. Tome II, n° 31.

Raige Delorme. Dictionnaire de médecine en XXI vol., article *Volvulus.*

Breschet et Ferrus. Ibidem. Article *Cancer.*

Ullmann. Voyez encyclopædisches Wœerbuch der Wœmedic. Wissenschaften von *C. F. von Gräfe, Hufeland, Link, Rudolphi, von Siebold*, vol. I, p. 627, 633, 641. Berlin, 1828.

Aug. Wilh. Hedenus. Ueber die verschiedenen Formen der Verengerung des Afterdarms und deren Behandlung. Leipzig, 1828.

C. B. Courtenay. Practical observations on the strictures of the urethra and rectum, etc. London. 1828.

Pinault Dissertation sur le cancer du rectum. Paris, 1829.

Récamier. Recherches sur le traitement du cancer. Paris, 1829.

Arnott. Elémens de philosophie naturelle, traduits de l'anglais, sur la 4me édition, par M. T. Richard. Paris, 1830. Tome II, p. 467.

Bassereau. Gazette médicale, Paris, 14 mars 1833.

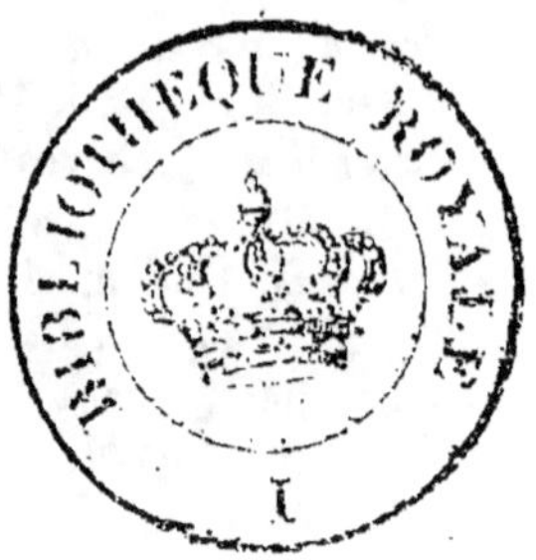

EXPLICATION DE LA PLANCHE.

(NOTA. Pour des raisons qui tiennent à l'art du typographe, les lettres qui distinguent les figures, n'ont pu être représentées ici en caractères pareils à ceux de la planche).

Fig. 1. La *Chemise* en batiste.

A, son entrée; *B*, son sommet ou son fond; *C*, sa couture.

Fig. 2. L'*anneau* vu de côté.

Fig. 3. L'*anneau* vu de face.

Fig. 4. La *Ceinture* vue de côté.

A, sa charnière; *B*, sa vis de pression; *C*, profil de l'oreille.

Fig. 5. La *Ceinture* vue de face.

A, sa charnière; *B*, sa vis de pression; *C, C*, ses oreilles.

Fig. 6. Le *Porte-Chemise* élastique et gradué.

A, sa *calotte* coupée longitudinalement pour montrer la disposition de sa cavité.

B, la *calotte* vue du côté par lequel elle s'adapte.

Fig. 7. Le *Mandrin* en fil de fer.

A, son *bouton* coupé longitudalement pour montrer son canal dont le diamètre est le même que celui du fil de fer.

B, le même bouton vu de face.

Fig. 8. Représentant tous les instrumens qui précédent, pendant les deux premiers temps de l'opération.

La chemise, avec son anneau et sa ceinture, recouvre le porte-chemise muni de sa calotte, qui reçoit lui-même le mandrin, dont le bouton est presque au terme de sa course.

Fig. 9. Le *Porte-Mèche*.

A, son *manche*; *P*, sa *tige*; *C*, sa *capsule*; *D*, l'*hélice*.

Fig. 10. L'*Axe du Porte-Mèche*.

A, son *manche*; *B*, son *sommet* canaliculé dans l'étendue de deux lignes pour recevoir l'extrémité postérieure du mandrin, qui doit le remplacer dans le troisième temps de l'opération.

Fig. 11. Le *Porte-Mèche* garni.

A, manche de l'axe; *B*. manche du porte-mèche; *C*, sa tige au bout de laquelle est vissée; *D*, la capsule; *E*, l'hélice sur laquelle quatre cônes de charpie à mèches *M, M, M, M*; sont fixés par leur sommet aux points *N, N, N, N*; *F*, sommet de l'axe.

Fig. 12. Lame de corne découpée pour faire un *conducteur du spéculum*.

Fig. 13. La même lame roulée en cornet, munie d'une ficelle et prête à servir.

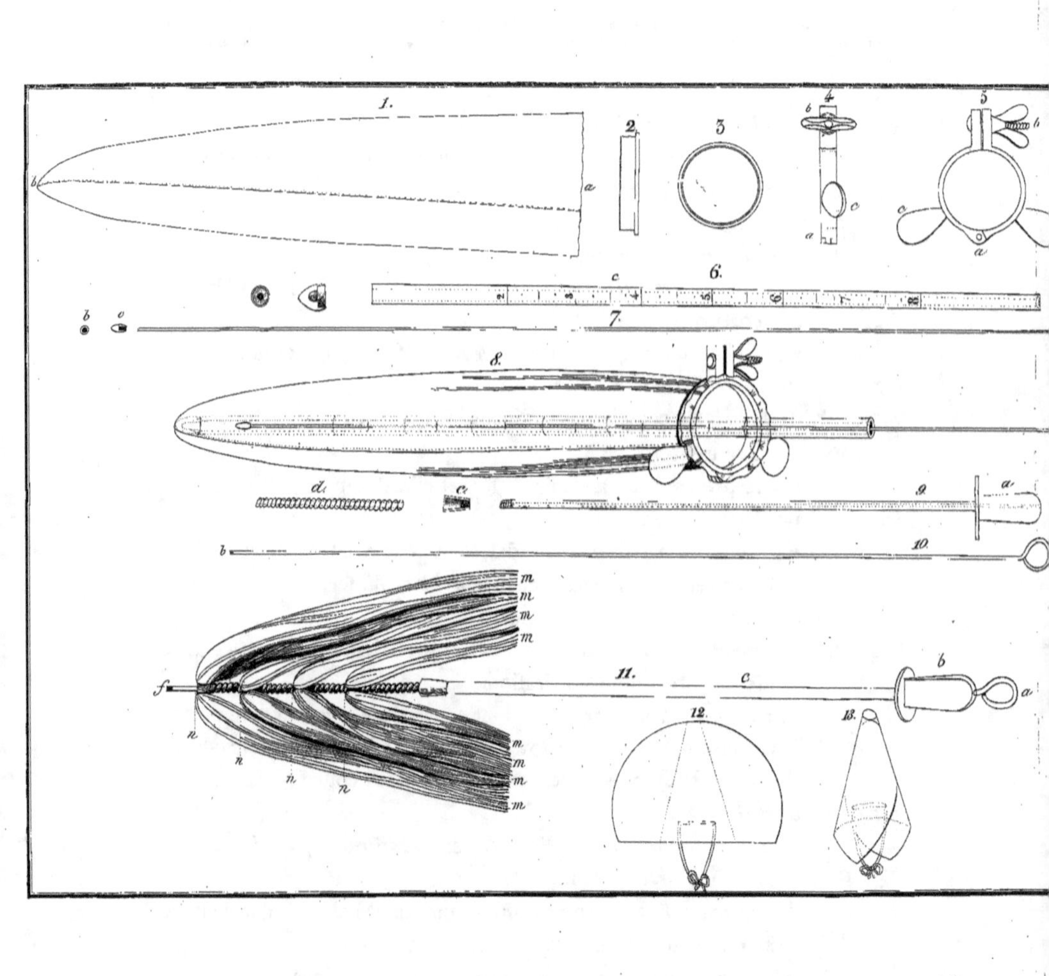